ÉTUDE SUR QUELQUES POINTS

DE

L'ATAXIE LOCOMOTRICE

PROGRESSIVE

ARTHROPATHIE, FRACTURES ET LUXATIONS CONSÉCUTIVES

PAR

Le Dr J. FORESTIER,

Élève des hôpitaux de Paris.
Ex-aide chirurgien de la 9e ambulance de Paris,
Médaille de la Société internationale des secours aux blessés.

PARIS
ADRIEN DELAHAYE, LIBRAIRE-ÉDITEUR
PLACE DE L'ÉCOLE-DE-MÉDECINE

1874

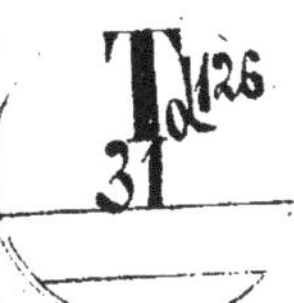

ÉTUDE SUR QUELQUES POINTS

DE

L'ATAXIE LOCOMOTRICE

PROGRESSIVE

ARTHROPATHIE, FRACTURES ET LUXATIONS CONSÉCUTIVES

PAR

Le Dr J. FORESTIER,

Élève des hôpitaux de Paris,
Ex-aide chirurgien de la 9e ambulance de Paris,
Médaille de la Société internationale des secours aux blessés.

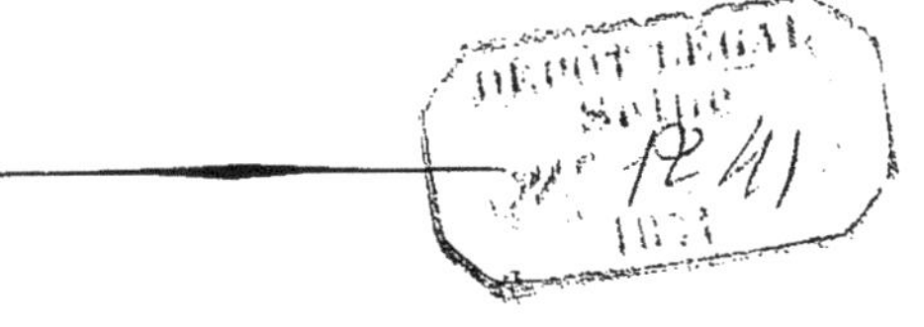

PARIS
ADRIEN DELAHAYE, LIBRAIRE-ÉDITEUR
PLACE DE L'ÉCOLE-DE-MÉDECINE

1874

A MON PÈRE, A MA MÈRE.

A MES FRÈRES ET SŒURS DEVOUÉS.

A MON BEAU-FRÈRE.

A M. LE Dr EMPIS,
Médecin des hôpitaux,
Agrégé à la Faculté de médecine de Paris,

Mon premier Maître dans les hôpitaux.

A M. LE PROFESSEUR TRÉLAT.

A M. LE Dr POTAIN,
Médecin des hôpitaux,
Agrégé à la Faculté de médecine de Paris.

A M. LE PROFESSEUR CHARCOT,

Mon Président de Thèse.

Je dois le sujet de ce travail à la bienveillance de M. Charcot, je le prie d'agréer l'expression de ma vive reconnaissance.

Je remercie aussi M. BOURNEVILLE
du concours qu'il a bien voulu me prêter.

Ce travail comprendra trois parties : dans la première, j'étudierai rapidement l'anatomie normale et pathologique d'une partie de la moelle épinière, seule intéressante pour moi, à cette heure, à savoir les *cordons postérieurs*, siége des lésions scléreuses dans l'ataxie locomotrice. La deuxième partie aura trait à l'arthropathie spinale, chez les ataxiques. Je rapporterai à ce sujet deux observations qui ne sont pas sans présenter quelque intérêt.

Enfin dans la troisième partie, je parlerai d'une complication de l'ataxie reconnue et étudiée récemment par M. Charcot. Des deux observations qui terminent ce travail, l'une d'elles mérite particulièrement d'attirer l'attention.

ETUDE SUR QUELQUES POINTS

DE

L'ATAXIE LOCOMOTRICE PROGRESSIVE

ARTHROPATHIE

Fractures et luxations consécutives.

Nous avons emprunté la plupart des détails d'anatomie normale et pathologique qui suivent aux travaux de M. Charcot (1) et de M. Pierret, son interne.

I.

ANATOMIE PATHOLOGIQUE.

La moelle épinière, malgré l'analogie réelle qu'offre la structure de ses diverses parties, comprend un grand nombre de petits départements répondant à des organes chargés de fonctions distinctes. L'expérimentation sur les animaux, tout en mettant hors de doute l'existence de ces départements physiologiques, n'avait pu parvenir à les localiser nettement.

L'anatomie pathologique a fourni sur ce point des résultats inattendus, et devancé quelquefois l'expérimentation elle-même. Quant à l'anatomie normale de la moelle épinière chez l'adulte, son étude, entourée d'ailleurs de

(1) Leçons de M. Charcot. Auomalies de l'ataxie, etc.

difficultés réelles, ne fournissait au point de vue de la topographie morbide que des résultats insuffisants. Telle lésion, découverte sur une moelle malade, ne pouvait souvent être rapportée à un siége anatomiquement distinct dans cet organe sain de l'être humain adulte. M. Pierret a cherché à remplir cette lacune dans un travail récent publié dans les *Archives de physiologie* (1). Il a étudié la moelle épinière chez l'embryon humain, à divers âges de son développement, et a pu reconnaître et délimiter des parties mal connues chez l'adulte, ou plutôt difficiles à analyser et à apercevoir, parties fréquemment le siége d'altérations.

Chez l'adulte, les formes extérieures des cordons postérieurs, les seuls qui nous intéressent ici, ont varié et ne se présentent pas comme chez l'embryon : néanmoins à l'aide de coupes transversales et longitudinales, convenablement faites, on peut y reconnaître deux parties distinctes, les *zones* dites *radiculaires* et entre ces zones les *cordons de Goll*, divisés par le sillon médian postérieur.

« Ces cordons de Goll sont cunéiformes, plus foncés, à base occupant la surface de la moelle et dont la pointe n'est éloignée que de 1/2 millim. de la commissure postérieure » (2). Ils occupent toute la hauteur de la moelle et sont formés de fibres qui, dans un petit segment, peuvent être considérées comme parallèles.

« Les deux zones radiculaires, dont la plus grande partie est située en dehors des cordons de Goll et en dedans de la corne postérieure sont formées de fibres nerveuses

(1) Voir Arch. de physiol. Considérations anatomiques et pathologiques sur le faisceau postérieur de la moelle épinière, par M. Pierret, numéro de septembre 1873.

(2) Kœlliker. Eléments d'histologie humaine.

intriquées en différents sens ; les racines sensitives les plus internes paraissent en émerger. De plus, suivant la description de Kœlliker, un certain nombre des filets nerveux qui composent les *faisceaux radiculaires* internes se dirigent vers les cornes antérieures.

« Les rapports de ces trois zones, deux radiculaires, et l'autre médiane, diffèrent suivant les régions de la moelle et le volume des racines postérieures afférentes. Etroites à la région dorsale, plus larges au niveau du renflement cervical, les zones radiculaires sont à la région lombaire tellement volumineuses qu'elles recouvrent les fibres parallèles verticales caractéristiques du faisceau médian, d'ailleurs très-peu développé dans cette région.

« A son tour, ce dernier faisceau augmente à mesure que l'on se rapproche du milieu de la région dorsale, où il forme la plus grande partie du faisceau postérieur et reste toujours constitué par des fibres longitudinales sensiblement parallèles. » (1)

Que nous apprend l'étude de ces mêmes faisceaux postérieurs de la moelle chez l'embryon humain ? Elle fait voir que les divers départements qui les constituent se développent successivement, et sont nettement séparées par des sillons qui disparaissent en grande partie chez l'adulte.

Chez l'embryon de six à sept semaines, les premiers vestiges des cordons postérieurs consistent en deux petits îlots ovalaires, qui reçoivent par leur angle antérieur les racines postérieures : ce sont les zones radiculaires. « A la neuvième semaine, les zones radiculaires sont encore distinctes, mais en dedans de leur angle posté-

(1) Piérret, loc. cit.

rieur et en arrière de la commissure grise, des fibres nerveuses nouvelles ont fait leur apparition et constituent deux petits mamelons symétriques. Ces petites éminences deviendront ce qu'on nomme les *cordons grêles*, le *faisceau médian*, les *cordons postérieurs*, le *cordon de Goll*, etc.... Ce sont deux éminences symétriques se développant successivement dans toute l'étendue de la moelle, séparées l'une de l'autre par le sillon médian postérieur et des *zones radiculaires* par un petit sillon qui ne persiste plus tard qu'à la région cervicale ; elles semblent bourgeonner de la partie qui sera plus tard la commissure grise. Ces rapports sont d'une très-grande importance ; car ils persistent pendant toute la durée de l'évolution fœtale du cordon médian ; ils persistent mais ils deviennent très-difficiles à démontrer chez l'adulte. » (1)

L'anatomie pathologique est venue consacrer les résultats fournis par l'anatomie normale d'une part, et par l'embryologie d'autre part. Il existe en effet une série de maladies spinales, se traduisant par des lésions scléreuses constantes qui peuvent permettre, comme l'a dit M. Charcot, une sorte de topographie microcospique de la moelle. Pour rester dans le plan de mon sujet, je ne parlerai à cet égard que de l'ataxie locomotrice et des modalités diverses qu'elle peut affecter.

La maladie décrite en 1858 par M. Duchenne (de Boulogne) a un siége anatomique aujourd'hui parfaitement connu : un grand nombre d'observations avec autopsie ont permis d'arriver à ces résultats, acceptés maintenant par les hommes les plus autorisés. Ce siége précis, constant, ce sont les *zones radiculaires* postérieures

(1) Pierret, loc. cit.

que nous avons appris à connaître plus haut. Mais si on a suivi les développements dans lesquels je suis entré, à propos de la constitution des *cordons postérieurs* et des connexions qui unissent chaque partie avec d'autres parties de la moelle, on ne sera pas étonné de voir des lésions, primitivement bornées à un point circonscrit à ces zones radiculaires postérieures, par exemple, prendre de l'extension, envahir successivement divers autres départements du cordon nerveux. De là des phénomènes de plus en plus variés et complexes qui viendront s'ajouter et surcharger le tableau.

Dans les cas d'arthropathie, par exemple, avec lésion trophique des surfaces articulaires intéressées, on a cherché dans la moelle une lésion qui pût permettre une explication satisfaisante de ces singulières manifestations. On a même trouvé dans un cas une altération manifeste des cornes antérieures (Charcot). Toutefois de grandes réserves doivent être faites à cet égard. Il y a eu des cas où on n'a rien trouvé.

Mais quand l'amyotrophie est venue compliquer l'ataxie, on a trouvé, c'est un fait acquis aujourd'hui à la science, on a trouvé constamment des lésions dans les cellules des cornes antérieures.

Nous pourrions rappeler ici l'observation si intéressante d'une nommée *Moli*, rapportée par M. Pierret dans les *Archives de physiologie* (année 1870, p. 399 et suiv.). Chez cette malade, l'atrophie occupait tout un côté du corps, à droite, membres et tronc; et suivant la prévision de M. Charcot, la corne grise antérieure du côté droit fut trouvée altérée dans toute la hauteur de la moelle. La corne gauche était indemne.

Les phénomènes observés chez deux ataxiques, dont je

rapporterai les observations à la fin de ce travail, ces phénomènes (fractures, luxations spontanées) sont apparemment du même ordre que les précédents. On ne peut guère émettre que des hypothèses à cet égard ; mais tout porte à penser que les os ont subi une altération trophique, dont le point de départ serait dans la moelle. Où? C'est ce qu'on ignore. L'avenir dira ce que cette manière de voir a de fondé.

II.

ARTHROPATHIE DES ATAXIQUES.

L'arthropathie spinale, comme complication de l'ataxie locomotrice, a été signalée et étudiée par M. Charcot, en 1868, dans un travail publié dans les *Archives de physiologie*. L'attention étant éveillée sur ce sujet, on vit tout aussitôt les observations se multiplier, et dès l'année suivante, dans un mémoire paru dans la *Gazette des hôpitaux*, M. Ball put réunir dix-huit observations, empruntées à divers auteurs, ou personnelles.

Il serait facile aujourd'hui d'en réunir un grand nombre; cette affection, en effet, n'est rien moins que rare. Quelle est, en quelques mots, sa symptomatologie? Rien ou presque rien n'a été ajouté, depuis la description si vraie, si précise de M. Charcot.

Ces affections se développent chez des malades atteints d'ataxie, quand il n'y a encore que des douleurs fulgurantes, c'est-à-dire à une époque peu avancée de la maladie. Il n'y a pas de phénomènes prodromiques, si ce n'est quelquefois des craquements. Sans *douleurs*, sans réaction fébrile, sans traumatisme ni violence extérieure appréciable, subitement, pour ainsi dire, telle articulation se prend; il se produit un épanchement dans la cavité synoviale; les tissus péri-articulaires sont épaissis, empâtés. Au-dessus et au-dessous de l'articulation, le membre est très-souvent tuméfié; un riche lacis de veines apparaît sous la peau. Vous communiquez des mouvements à l'articulation, sans déterminer aucune souffrance. Le malade vous laisse le toucher, le palper à volonté. Si vous pressez le membre, il est œdémateux, mais sans garder l'empreinte des doigts ; on a sous les yeux une sorte d'œdème dur, avec coloration normale de la peau. Tous ces phénomènes peuvent disparaître assez promptement, sans laisser de trace après eux. Ce sera la forme *bénigne* de M. Charcot ; ou bien des désordres rapides, considérables peuvent se produire, et on aura la forme *maligne*. Dans ce dernier cas, l'articulation sera le siége de craquements énormes ; la tuméfaction, l'empâtement persisteront, les ligaments seront relâchés et des luxations, ou subluxations au moins se feront.

Il est surprenant quelquefois de voir avec quelle rapidité ces accidents se produisent. Dans le cas d'une malade que j'ai pu observer de près, et dont je rapporte plus loin l'observation, l'usure, l'atrophie des surfaces articulaires se faisaient pour ainsi dire à vue d'œil. En réalité, l'arthropathie des ataxiques n'est rien autre qu'une arthrite sèche, mais une arthrite d'une variété à part. Son début, sa marche, l'originalité de son ensemble symptomatique, sa connexité avec l'ataxie locomotrice ne permettent pas de la classer dans aucun des types classiques connus de cette affection.

M. Ball a admis une forme d'arthropathie qui se développerait tardivement. Notre cas de Lais. semblerait rentrer dans cette catégorie. J'omets de parler de questions très-intéressantes qui se rattacheraient aux arthropathies spinales ; j'ai voulu seulement donner un aperçu des symptômes ; je devais me borner là (1).

(1) Consulter aussi sur ce sujet : Charcot et Joffroy (*Archives de physiologie*, 1870) et Bourneville (*Revue photographique des hôpitaux*, 1870).

L'observation I a été rapportée : une première partie dans la thèse de M. Dubois ; la deuxième partie dans le mémoire de M. Ball dont il a été question plus haut. La malade est morte depuis cette époque ; l'autopsie a été faite ; il m'a paru intéressant de la publier, et pour réunir les fragments épars de cette observation intéressante à plus d'un point de vue, je la donne ici en entier. Outre l'arthropathie de l'épaule droite que cette malade a présentée, elle a eu des phénomènes gastriques accusés et sur lesquels je n'ai pas besoin d'appeler l'attention.

OBSERVATION I.

Ataxie locomotrice. — Troubles gastriques. — Arthropathie.

Pertes utérines. — Vomissements abondants. — Aggravation des phénomènes ataxiques. — Retour à des intervalles plus ou moins longs des troubles gastriques. — Caractères de ces crises. — Arthropathie de l'épaule droite. — Atrophie rapide de l'extrémité supérieure de l'humérus. — Marche de l'arthropathie. — Mort (10 novembre 1871). — Autopsie.

(Observation recueillie par Bourneville) (1).

Men... (Marie), 46 ans, courtière de bijoux, née à Saint-Germain-de-Vaux (Manche), est entrée, le 4 juillet 1865, à la Salpétrière, salle Ste-Cécile, nº 6 (service de M. Charcot).

Cette malade venait de l'hôpital Saint-Antoine, où elle était restée neuf mois, dans le service de notre excellent maître M. Axenfeld, et où, en 1864, nous avons recueilli les détails qui suivent.

Antécédents. — Pas d'accidents scrofuleux ni convulsifs, dans l'enfance ; varioloïde à 7 ans. Réglée à 10 ans, sans autres phénomènes que quelques douleurs et de la fatigue dans les membres inférieurs. La menstruation dès le début a été régulière, et ne s'accompagnait d'aucune souffrance dans le ventre ou à la région lombaire, mais quelquefois la malade avait de la céphalalgie. Mariée à 18 ans, elle a eu deux enfants qui sont morts de convulsions, et une fausse couche à la suite d'une chute. Le premier accouchement a été laborieux, on a été obligé d'avoir recours au forceps ; les autres ont été faciles. Les grossesses d'ailleurs n'avaient rien offert de particulier. Venue à Paris à l'âge de

27 ans, sa santé, à ce moment, était excellente. Elle fait remonter le début de sa maladie à 39 ans environ.

Elle éprouvait alors, de temps en temps, des fourmillements dans les pieds; plus tard elle s'imaginait avoir sous les pieds quelque chose qui l'empêchait de sentir le sol, et souvent lui faisait craindre de tomber. Progressivement, la marche devint de plus en plus difficile. A part les migraines, apparaissant au moment des règles, Mén... n'avait jamais fait de maladie, lorsqu'en 1862, elle eut une première perte utérine. Elle resta tranquille jusqu'en 1863, époque où elle entra à l'hôpital Lariboisière (service de M. Duplay) pour une nouvelle hémorrhagie. Au bout de six semaines, elle quitta l'hôpital craignant d'y mourir. Le jour même de son départ, redoutant de ne pouvoir s'en aller, elle fut prise d'une attaque de nerfs: cris, perte de connaissance, oppression. Deux jours plus tard, seconde crise. Rentrée chez elle, elle eut, en février et mars 1864, des vomissements presque continuels, alternant avec des pertes sanguines. Jusqu'alors, elle n'avait jamais eu de vomissements, si ce n'est quelquefois avec ses migraines, mais ils n'étaient en rien comparables avec ce qu'elle ressent maintenant. Elle ne rendait que « des eaux ! »

Les accidents nerveux augmentèrent dans cette période (1862-1864) et auraient offert des rémissions et des exacerbations. Ainsi elle put se rendre à pied à Lariboisière, et, pour revenir à son domicile, elle fut contrainte de prendre une voiture.

En janvier 1864, elle était si faible qu'elle allait sous elle. Cet affaiblissement n'a pas persisté; et ici, elle se lève et descend même se promener au jardin. Néanmoins, elle traîne les jambes, et en particulier la droite.

Etat actuel. Décembre 1864.

Membres inférieurs. — Relativement à la marche nous n'avons rien de plus à noter que ce qui a été dit plus haut. La sensibilité à la douleur et au contact paraît conservée dans les cuisses. Le froid produit une sensation pénible; sur les jambes, la sensibilité semble un peu émoussée; aux pieds, surtout à la face plantaire, la sensibilité à la piqûre, au pincement, au froid est très-affaiblie, et plus à droite qu'à gauche. La sensibilité au chatouillement, obtuse à la plante du pied, est à peu près intacte à la face dorsale.

Membres supérieurs. — La malade serre beaucoup plus fortement de la main droite que de la main gauche. Avec les doigts, elle ne sent pas les petits objets, par exemple, le contact d'une épingle placée alternativement entre les doigts. La sensibilité à la douleur notablement diminuée à la face palmaire de la main, est conservée à la face dorsale et sur les avant-bras. Cependant, il semble y avoir un peu de diminution de la sensibilité à la douleur, du côté gauche. Le froid est également perçu des deux côtés.

A la face, sur la poitrine, la sensibilité est naturelle. M... se plaint de douleurs offrant des nuances différentes : tantôt, et le plus souvent, ce sont des fourmillements, des douleurs lancinantes, limitées aux mains et aux pieds, principalement dans les appendices digitaux; tantôt ce sont des douleurs qui passent comme un éclair, dans les bras et les jambes et à la base du thorax. Ces douleurs subites, lancinantes, sont quelquefois isolées, et d'autres fois se succèdent rapidement pendant trois ou quatre minutes. Ses yeux sont un peu saillants, les pupilles dilatées, principalement la gauche. Strabisme externe à droite, plus marqué à certains jours. La vision est affaiblie depuis 1861 ; diplopie, illusions d'optique; elle aperçoit « de petites chandelles », des lumières qui sautent devant elle. L'affaiblissement de la vue augmenterait par moments, en particulier quand elle a des pertes utérines.

Ordinairement, elle se plaint d'avoir la tête lourde, d'être comme étourdie et d'avoir des douleurs à l'occiput et au front.

Le sommeil est habituellement troublé par des rêves. La malade, du reste, s'affecte beaucoup de sa position. Les règles apparues le 20 novembre, ont duré jusqu'au 27 ; c'était l'époque normale. Le 11 décembre, elles ont coulé de nouveau, ce que la malade attribue à des contrariétés, que lui ont causées ses visiteurs.

Cette malade est restée à l'hôpital St-Antoine jusqu'au 4 juillet 1865. Elle a été alors transférée dans le service de M. Charcot, où nous trouvons en ce qui concerne les années 1865-67, les détails suivants :

1865. 24 juillet. La malade est mise au traitement par le nitrate d'argent, 2 pilules d'un centigramme, après chaque repas.

17 août. Depuis deux à trois semaines, Mén... éprouve des soubresauts, surtout la nuit, dans les membres inférieurs. Parfois de deux en deux jours environ, démangeaison sur la partie antérieure de la poitrine, des avant-bras, des cuisses, sur les jambes, sans que d'ailleurs il y ait d'éruption. Ataxie prononcée du membre supérieur gauche (les yeux fermés, elle ne peut toucher son nez sans un écart considérable). Elle marcherait mieux dans la salle qu'autrefois, tout en se tenant aux lits. Elle parcourt la salle d'un bout à l'autre, la traverse sans aide. Depuis qu'elle est soumise à l'action du nitrate d'argent, elle va régulièrement à la garde-robe, tandis qu'auparavant elle n'y allait que tous les deux ou trois jours.

22. 4 pilules d'azotate d'argent tous les jours. Depuis quelque temps, elle porte avec facilité le doigt au nez. Marche plus régulière.

De 1865 à 1867, à plusieurs reprises, presque tous les mois, accès de vomissements liquides, verts, durant plusieurs jours et coïncidant avec les règles.

1867 (Internat de M. Lépine). 20 janvier. Marche impossible; la force musculaire des membres inférieurs est en partie conservée. La sensibilité au toucher est très-diminuée; parfois la malade rapporte au pied un conctact qui a eu lieu sur la cuisse. La sensibilité à la pression des muscles est un peu émoussée. La sensibilité à la température est conservée. Aux membres supérieurs, la force musculaire est diminuée surtout à gauche, où la sensibilité au contact et à la douleur est émoussée. La sensibilité musculaire n'a pas subi de modification. Diminution de la vue.

Août. Depuis trois mois, pertes utérines, qui ont considérablement affaibli la malade.

Octobre. Les hémorrhagies ont reparu. Vomissements fréquents, affaiblissement progressif.

Aujourd'hui, 4, après des nausées intenses, vomissements d'une matière jaune. Simultanément et par accès, palpitations cardiaques. Il y a, en un mot, chez cette femme, de véritables accès viscéraux.

1868. 27 et 28 janvier. Douleurs très-vives à la région précordiale, comparables à des coups de lancette, douleurs lombaires, palpitations, nausées.

Le 29. Vomissements bilieux, jaunes ou verts, parfois avec quelques filets sanguins, revenant par crise, et précédés d'une exacerbation des souffrances cardiaques et lombaires ; la malade prétend qu'on lui tire le cœur. Concomitamment, douleurs fulgurantes, ayant une acuité plus grande que d'habitude, occupant tous les membres, tandis que, en dehors des troubles occasionnés par les accès gastriques, ces douleurs ne portent généralement que sur un seul côté à la fois. On observe encore de la céphalalgie frontale et occipitale, des douleurs dans le cou, un affaiblissement de la vue, de la photophobie. Par moments elle a une espèce de voile noir devant les yeux. D'autres fois ce sont des étincelles ou des lueurs de différentes nuances. Enfin elle se plaint de douleurs sourdes dans l'oreille gauche, avec surdité incomplète, phénomène qui n'apparaît qu'avec les crises gastriques.

30 et 31. Les vomissements persistent; de plus la malade a des selles diarrhéiques involontaires et urine sous elle, ce qui ne lui arrive pas ordinairement.

2 février. Ménorrhagie.

Mars. Les crises gastriques s'annoncent habituellement par des palpitations; puis survient un gonflement considérable de l'abdomen, plus marqué à l'épigastre et au niveau du côlon transverse. Un à deux jours plus tard, apparition des vomissements, lesquels s'effectuent après des efforts pénibles, et sont composés d'un liquide amer, vert ou jaune. Ils se répètent à des intervalles très-rapprochés. Au bout d'un temps variable, un, deux ou trois jours, pendant lequel la malade ne mange pas, ne dort pas, souffre atrocement, car les palpitations et les douleurs cardiaques persistent, on observe une diarrhée assez abondante et à ce moment les selles sont involontaires; la malade n'a pas la sensation ordinaire du passage des matières fécales. La diarrhée dure communément deux jours et durant ce temps les troubles gastriques, les souffrances précordiales continuent avec la même intensité.

Concurremment à ces phénomènes, Mén... déclare avoir outre une douleur en ceinture, des douleurs partant du pubis et remontant à gauche de la ligne médiane de l'abdomen jusqu'à l'épigastre. Ces douleurs paroxystiques, comparables à des éclairs, la faisant quelquefois sauter dans son lit, dureraient, dans certaines crises, tout un jour, avec des amendements et des exacerbations. Simultanément encore, les douleurs habituelles des membres seraient exaspérées : elles occuperaient les membres supérieurs, de la main à l'épaule; les inférieurs, du pied au genou. Enfin, ces accès se jugent le plus communément par une perte utérine, et cela depuis longtemps. Les règles suivent leur cours, et les accidents ménorrhagiques se caractérisent par un écoulement abondant et par des caillots.

15 novembre 1868. La malade s'est aperçue pour la première fois qu'elle avait le coude enflé, du côté droit, ainsi que la partie supérieure de l'avant-bras. Toutefois elle reconnaît que depuis huit jours elle avait des craquements dans l'épaule.

Les dimensions des deux membres supérieurs comparés entre eux sont les suivantes :

	Droit.	Gauche.
Circonférence du bras au niveau du creux axillaire	30 cent.	22 cent.
Circonférence du bras immédiatement au-dessus du pli du coude.	24 cent.	28 cent.
Circonférence de l'avant-bras au tiers supérieur.	21 1/2	18 cent.

La circonférence des deux poignets est la même.

Ainsi que le démontrent ces chiffres, il existe un gonflement du tiers supérieur de l'avant-bras droit, avec un gonflement plus marqué du bras dans toute sa hauteur, mais principalement au niveau de l'épaule.

Le creux axillaire est en partie comblé.

L'épaule est arrondie, les régions sus et sous-épineuses sont gonflées, ainsi que le bord antérieur de l'aisselle.

La peau est d'une blancheur mate, et ne présente pas de dilatations veineuses. La pression du doigt ne laisse aucune trace sur les parties tuméfiées, qui sont parfaitement exemptes de douleurs; ni la pression ni les mouvements n'y réveillent aucune sensation pénible; seulement le bras semble lourd à la malade.

Le pouls est à 100; il est petit et régulier; il n'y a pas de chaleur appréciable à la main.

La température de l'aisselle (prise le soir) est de 37° 2/5, et celle du rectum 37° 4/5.

Le 16. L'œdème qui ne se manifeste pas sous une pression légère devient évident lorsqu'on presse fortement; il est alors facile de constater la dépression produite.

Le 17. On constate des craquements dans l'épaule et le coude droit.

Rien de semblable à gauche.

Le 20. La moitié inférieure de l'avant-bras droit présente un gonflement manifeste. Le poignet droit présente une circonférence de 16 centimètres; le poignet gauche en a 14; quelques jours auparavant ils offraient tous deux les mêmes dimensions.

Jusqu'au début de l'arthropathie, il n'existait guère d'incoordination des mouvements du côté droit. Le bras gauche, au contraire, était affecté d'une ataxie très-manifeste.

Aujourd'hui le bras droit présente à son tour une incoordination très-prononcée des mouvements.

Le 27. Le gonflement du poignet et de l'avant-bras droit a presque complètement disparu, ainsi que le prouve la mensuration directe. Mais il existe une tension de plus en plus manifeste autour de l'épaule droite, surtout au-dessous du deltoïde; à ce niveau, on perçoit de la fluctuation.

Les craquements persistent et se font sentir, pour ainsi dire, à chaque mouvement.

Le 30. Le gonflement du bras a presque complètement disparu; mais il existe une tension considérable de la synoviale de l'articulation scapulo-humérale, qui forme deux saillies, l'une en avant, vers le bord antérieur du deltoïde, l'une en arrière. La fluctuation se perçoit très-nettement.

Lorsqu'on imprime des mouvements au bras, on s'aperçoit que la tête humérale se luxe en avant ou en arrière, suivant les mouvements qu'on lui imprime. Elle revient très-facilement à sa place en produisant des craquements très-bruyants. La figure ci-jointe représente fort exactement l'aspect de la jointure malade à cette époque.

Le 1er mai 1869 nous avons revu nous-même cette malade dans le service de M. Charcot. Tout gonflement, soit du bras, soit de l'épaule, a complètement disparu ; mais il existe une luxation permanente de l'humérus en arrière ; elle se réduit avec la plus grande facilité, mais reparaît aussitôt qu'on retire la main. On sent au-dessous des téguments l'extrémité supérieure de l'os, irrégulière et partiellement détruite.

3 juin 1871. La malade se plaint de son épaule droite ; elle affirme cependant n'avoir reçu ni coup ni choc. Les douleurs qu'elle éprouve partent de l'épaule pour se répandre dans tout le bras. Au niveau de la tête humérale subluxée, existe un gonflement produit par l'accumulation de liquide dans la cavité de la fausse articulation. Il y a là comme une sorte d'arthrite.

Les douleurs cessèrent après quelques jours, et la tuméfaction disparut en partie ainsi que la fluctuation.

Le 11. La pression ne détermine aucune douleur ; la partie tuméfiée est plus chaude que la partie correspondante de l'épaule gauche. Il s'est formé à la face externe du bras, sur la partie située entre le deltoïde et le coude une longue plaque ecchymotique d'une teinte verdâtre avec des points violets.

7. juillet. Depuis quelque temps les crises gastriques sont plus fréquentes, presque habituelles. L'ecchymose de la face externe du bras droit est aujourd'hui effacée.

Les muscles des deux membres supérieurs sont très-diminués, amaigris uniformément. On constate cependant que ces muscles, aux épaules, bras, avant-bras, mains, résistent assez vigoureusement. Le seul qui ne réponde pas est le deltoïde de l'épaule droite. Il faut un très-fort courant pour produire des contractions dans ce muscle.

18 octobre. Amaigrissement énorme de tous les membres et surtout des membres supérieurs. Depuis une quinzaine de jours, des eschares se sont produites sur les grands trochanters, le droit principalement et au sacrum ; ce sont plutôt des excoriations douloureuses, la main gauche a pris comme la droite l'attitude connue sous le nom de griffe. La malade se plaint de ne pouvoir plus se servir depuis trois jours de son membre supérieur gauche, qui jusque-là lui avait servi pour manger. Et de fait elle ne peut plus le tenir soulevé au-dessus du lit ; il retombe ; à plus forte raison, elle ne peut plus le porter jusqu'à la bouche. Elle dit ne plus le sentir ; elle sent à peine sur le bras gauche quand on la

pince fortement. Elle sent mieux à droite. Le froid n'est pas senti à gauche ; il est encore senti à droite.

Le 22. La main gauche est un peu gonflée et chaude. La malade meut bien les doigts, mais ne peut fléchir l'avant-bras sur le bras. Les mouvements de l'épaule sont très-faibles.

1er novembre. Ce matin, la malade a eu la langue embarrassée pendant quelques minutes. Les eschares sont agrandies ; la main gauche est œdémateuse. L'affaiblissement est très-grand. Mort le 10 novembre 1871.

Autopsie faite le lendemain.

Système musculaire. Les muscles du cou (sterno-mastoïdiens sous-hyoïdiens) présentent une coloration normale. Le muscle sous-épineux du côté droit est altéré dans toute son étendue : il est feuille-morte, atrophié et mou. Le grand dentelé du côté gauche est rouge relativement au grand pectoral du même côté qui a une coloration jaune. Le droit de l'abdomen est d'une couleur normale à droite, tandis que le grand pectoral de ce même côté est jaune feuille-morte. D'autre part, le deltoïde gauche est d'une coloration presque normale et d'un volume relativement suffisant, alors que le deltoïde droit est jaunâtre et atrophié ; à droite, les muscles extenseurs de la main sont rouges et d'un volume relativement suffisant ; les fléchisseurs du même côté sont un peu jaunes. A gauche, le grand palmaire est rouge, tandis que le long supinateur est très-jaune. Aux membres inférieurs, on trouve de même des muscles rouges et jaunes, sains ou altérés, irrégulièrement disséminés à droite et à gauche. A la main droite, du côté de l'arthropathie, les muscles de l'éminence thénar sont rouges, de même à gauche.

Thorax. Poumons tuberculeux, pleurésie enkystée dans la plèvre gauche, en bas, dans le cul-de-sac postérieur. Liquide. Fausses membranes épaisses.

Abdomen. — Estomac. Ne présente rien de particulier, si ce n'est une teinte légèrement ardoisée, plus accentuée au niveau du pylore. En outre, trois ou quatre petites ecchymoses au pourtour de l'orifice pylorique interne.

Vessie. Légère cystite mamelonnée.

Articulation scapulo-humérale droite. Dans l'intérieur de la cavité articulaire ancienne, il existait un certain nombre de petites végétations en forme de massue, il en existait aussi sur la synoviale. La tête humérale a quitté la cavité glénoïde.

L'ancienne cavité articulaire est devenue trop étroite, la tête n'y peut plus rentrer. Elle communique avec la cavité nouvelle formée aux dépens de son bord postérieur. Il n'y avait pas de liquide qui pût être recueilli. Il y avait dans les divers points de la cavité nouvelle et ancienne des végétations sur la synoviale, en forme de petites massues rouges, très-vivement injectées; quelques-unes, dans l'ancienne cavité, paraissent contenir du sang ayant subi la transformation pigmentée, et présentent une teinte accusée. Le tendon du biceps s'insère encore à la partie supérieure de la cavité glénoïde et est entouré au niveau de son insertion d'un tissu vascularisé, sorte de gaîne synoviale qui l'enveloppe.

La tête humérale a conservé à peu près sa forme normale; en avant et en dedans le cartilage a disparu par places et est remplacé par une surface éburnée.

La tête n'est nullement friable, et au niveau des points éburnés, il est impossible de pénétrer dans l'os avec un scalpel. Pas de végétations osseuses. Pas de corps étrangers.

La cavité glénoïde n'est plus représentée à sa partie postérieure que par un bourrelet cartilagineux qui a environ un centimètre d'avant en arrière; en avant le reste de la cavité est recouvert par du tissu fibreux et des végétations synoviales. La partie de la tête humérale qui reposait sur la fausse cavité est aplatie et recouverte çà et là de tubérosités cartilagineuses ressemblant à des gouttes de suif.

Nerfs et muscles. Le nerf sus-scapulaire, à l'état frais, ne présente aucune altération sous le microscope. Il en est de même du nerf circonflexe. Le muscle deltoïde gauche ne présente que des fibres un peu atrophiées; les stries sont conservées. Au contraire, le muscle grand pectoral du côté droit présente des fibres remplies de petites granulations jaunâtres et d'une infinité de noyaux, les uns ronds, les autres allongés. Tous ces noyaux dilatent quelquefois les fibres et sont mêlés d'un grand nombre de granulations graisseuses ou protéiques.

Le muscle sous-épineux droit contient des fibres atrophiées quant à leur volume, mais remplies d'une énorme quantité de granulations graisseuses. Cet état graisseux des fibres musculaires est ici plus accentué que dans le pectoral où dominent surtout les noyaux. Néanmoins on rencontre dans le sous-épineux lui-même de véritables nids de noyaux interposés aux granulations graisseuses.

La deuxième observation qui suit est pleine d'intérêt. J'ai vu se développer sous mes yeux les deux arthropathies du genou et de l'épaule droits. Elles ont affecté, on peut dire, la forme *maligne*. Le travail de destruction a été des plus rapides et des plus considérables. En ce qui concerne l'arthropathie du genou, elle est apparue après l'incoordination motrice. Pour celle de l'épaule, l'incoordination semblerait être venue consécutivement. Il est un point qui mérite d'être relevé, c'est la marche de la température; contrairement à ce qu'on a observé dans la plupart des cas, il y a eu une élévation assez notable de la température.

OBSERVATION II.

Ataxie locomotrice progressive. — Arthropathies. — Luxations.

Antécédents. — Douleurs fulgurantes dans les membres inférieurs (31 ans). — Incoordination motrice (39 ans). — Arthropathie du genou (51 ans). — Etat actuel (1873). — Arthropathie de l'épaule droite.

(Observation personnelle.)

Rose-Louise Laisier, femme P., âgée de 51 ans, admise à la Salpêtrière, le 3 août 1870, est entrée le 4 novembre 1873 à l'infirmerie, salle Saint-Alexandre, n. 6 (service de M. Charcot).

L... était marchande aux halles, et, à la belle saison, tenait des jeux de hasard dans les foires; père, grand buveur; mère, morte à 51 ans d'une tumeur du ventre. Pas de maladie d'enfance, ni scrofule, ni syphilis. Règles apparues à onze ans.

Notons dès à présent que les menstrues, depuis le moment de leur apparition jusqu'à la ménopause, ont été extrêmement abondantes; de plus chaque époque était marquée par des maux de tête, des étourdissements, des vomissements même. Le sang arrêté, il y avait, durant plusieurs jours, de la faiblesse.

L... se marie à 25 ans; chagrins presque incessants, causés par les mœurs plus que légères de son mari. Pas de grossesse, par de fausses couches; vie sobre.

L'existence accidentée que la malade menait dans la belle saison, faisait qu'elle était exposée à des refroidissements fréquents; elle éprouvait, à des intervalles qu'elle précise mal, des douleurs dans les membres inférieurs, douleurs qu'on lui disait être de nature rhumatismale. Ces douleurs seraient apparues vers l'âge de 31 ans à peu près (1852).

A cette époque, en revenant du cimetière, L... sent tout à coup la jambe droite fléchir; « je serais tombée, dit-elle, si on ne m'avait soutenue. » Elle venait d'être frappée de paralysie incomplète, mais rendant la marche impossible. Quelques jours après elle entrait à la Pitié; la jambe était devenue douloureuse; à l'hôpital, on lui mit quatre cautères à la région lombaire.

Au dire de la malade, il n'y eut pas de douleur le long du rachis, ni dans les membres; la vue était bonne. L... sort de l'hôpital après trois mois, non guérie, mais allant bien mieux; la marche, quoique difficile, était possible avec un bâton. Les choses restèrent en cet état pendant sept à huit ans.

Dès 1860, l'incoordination dans les membres inférieurs était déjà manifeste. Tous ceux qui ont vu L... à cette époque, sont très-explicites à cet égard, la sœur surtout. La malade projetait ses jambes en avant et en dehors. Pendant quatre ans encore, elle put cependant se rendre au marché, soutenue par quelqu'un; mais les jambes devenaient tous les jours plus faibles, et la marche plus difficile. L'incoordination progressait aussi; elle entre enfin à la Salpêtrière le 3 août 1870.

Les renseignements qui précèdent sont insuffisants, la malade est peu intelligente, et il est très-difficile d'obtenir des réponses précises. La surveillante du dortoir où elle fut placée nous a donné les détails qui suivent :

L... ne peut marcher sans aide, et en marchant elle projette ses jambes d'une façon très-marquée. On n'a jamais fait attention que le trouble de la marche fût augmenté par l'obscurité. La malade habituellement tranquille sortait régulièrement dans Paris, soutenue par quelqu'un; sa santé était bonne du reste.

Le 15 octobre 1873, on s'aperçoit que le membre inférieur droit de L... enflait peu à peu, sans douleur ; les deux jambes étaient auparavant d'un égal volume.

Le matin du 4 novembre, L... eut un étourdissement, elle glissa de son fauteuil par terre, fut prise de vomissements, avec perte de la parole. Il survint en même temps un frisson assez violent; son corps se couvrit de marbrures et ses lèvres devinrent violettes.

On la transporta à l'infirmerie. A cinq heures du soir, elle était à peu près dans le même état que le matin. La jambe droite était douloureuse; elle était enflée dans toute son étendue, rénitente, manifestement plus chaude (à la main) que la jambe gauche.

Le 5 novembre. Le membre inférieur droit est enflé dans toute son étendue, les veines sous-cutanées très-développées; la peau a une teinte cyanique; au creux poplité, ecchymose noire, considérable. La face postérieure et supérieure de la cuisse est ecchymosée, noirâtre; le pli de l'aine est aussi ecchymosé. La malade se plaint de douleurs vives dans le membre ; on ne peut constater s'il y a des lésions profondes, luxations ou fractures, à cause des souffrances que les mouvements réveillent dans les articulations, et surtout à cause du gonflement.

Le 6. *Appareil digestif.* Les digestions sont un peu laborieuses, longues, avec renvois fréquents, déglutition normale. Très-forte constipation habituelle, pas de viscéralgies ni de douleurs ano-périnéales.

La *langue est atrophiée*, principalement sur ses bords, et du côté gauche; la muqueuse est plissée, ridée. Les mouvements sont incomplets; les restes d'aliments ne sont pas bien retirés des espaces interdentaires et du vestibule de la bouche. On remarque un léger mouvement fibrillaire à la face supérieure. La *parole* est un peu gênée, il y a du zézaiement.

Fonctions urinaires. Elles sont normales, les urines sont bien gardées, sans sucre ni albumine; comme quantité, on peut évaluer à 800 grammes environ les urines sécrétées dans les vingt-quatre heures.

Circulation. Bruits du cœur réguliers, sans souffle, pas de palpitations, artères ni dures ni flexueuses. La *respiration* se fait bien, rien à l'auscultation ni à la percussion; la malade ne tousse pas.

Les *os* sont résistants, sans nodosités, pas de traces de rachitisme, les côtes ne fléchissent pas comme dans l'ostéomalacie, nulle atrophie de muscles, ni au tronc, ni aux membres.

Membre inférieur droit. Les douleurs ont cessé, la cuisse et la jambe sont tuméfiées. Voici les résultats de la mensuration, comparativement avec le membre gauche :

Circonférence, cuisse droite, tiers supérieur......	50 c.
— tiers moyen.........	44
A deux travers de doigt au-dessus des condyles.	41
Circonférence, cuisse gauche, tiers supérieur......	46
— tiers moyen.........	34
A deux travers de doigt au-dessus des condyles...	32

Le *genou* est très-augmenté de volume, surtout en dedans. Les dépressions habituelles sur les parties latérales de la rotule sont effacées. Veines sous-cutanées très-développées autour de l'articulation. Le creux poplité est effacé; les mouvements spontanés sont possibles et assez faciles; la malade peut placer sa jambe dans l'extension complète sur la cuisse. Les mouvements de flexion au contraire sont incomplets. Quant aux mouvements de latéralité, ils sont assez étendus; chaque condyle semble sortir de la cavité glénoïde correspondante.

Les mouvements provoqués permettent de mettre la jambe non-seulement dans une extension complète, mais même de dépasser cette position et d'obtenir une déviation assez notable, pour que cette jambe forme avec la cuisse, en avant, un angle obtus très-ouvert. Les cavités glénoïdes chevauchent et se portent en arrière des surfaces articulaires du fémur. Les mouvements de flexion provoqués sont limités ; si on arrive seulement à dépasser un peu l'angle droit, on produit alors une luxation incomplète; les surfaces articulaires du tibia chevauchent en avant. Les mouvements de latéralité provoqués sont très-prononcés, surtout en dedans.

Dans ces divers mouvements qui ne sont pas douloureux, on perçoit des craquements très-accusés dus aux surfaces articulaires.

Tout autour de l'articulation, il y a un empâtement prononcé; les tissus semblent épaissis, mous. Pas de fluctuation du reste, la rotule n'est pas soulevée.

La jambe au-dessous du genou est un peu tuméfiée. Riche lacis veineux sous-cutané. L'articulation de la hanche n'est pas douloureuse, et ne donne la sensation d'aucun craquement.

Les diverses espèces de sensibilité au contact, à la piqûre, au froid, au chaud, au chatouillement, sont intactes. Le sens musculaire, la notion de position sont conservés.

Membre inférieur gauche. Les divers modes de la sensibilité sont intacts. Les articulations sont saines, sans craquements, ni douleurs.

L'incoordination des membres inférieurs est indubitable. Si la malade étant au lit, on lui dit de lever lentement l'une ou l'autre jambe, on voit s'exécuter une série d'oscillations horizontales, oscillations d'autant plus étendues que l'expérience est prolongée plus longtemps. Et si on fait hâter le mouvement, c'est alors une jambe de polichinelle qui va à droite et à gauche, comme pour chercher un point d'appui. Ces désordres sont plus accusés dans le membre droit que dans le gauche, bien que très-apparents dans celui-ci. Ils sont plus accusés encore, si l'on tient les yeux de la malade fermés. On l'a fait marcher, en la soutenant; l'incoordination est alors apparue plus manifestement. L... projette ses jambes en avant dans une extension brusque, désordonnée. Ces phénomènes sont plus accentués à droite qu'à gauche. La station debout, et à fortiori la marche ne sont plus possibles sans aides.

Membre supérieur droit. Les articulations ne présentent rien de particulier, ni douleurs, ni craquements, ni mouvements libres. La main n'est pas déformée. Variétés de sensibililé conservées. Il y a une légère incoordination : la malade, pour atteindre un objet va toujours à côté. Aiguilles, épingles, etc., assez bien senties entre les doigts, mais mal gouvernées.

Membre supérieur gauche. Le coude présente une déformation très-prononcée, suite d'une fracture remontant à l'enfance. Les divers mouvements, flexion, extension, pronation, supination sont très-limités à ce niveau. Les deux os de l'avant-bras ont été luxés en avant, et le coude fracturé; sensibilité, incoordination comme à droite.

Sens. Ouïe bonne des deux côtés. Goût. Ce sens est un peu émoussé; le sel, le sucre ont la même sapidité pour la malade. Odorat. Excellent des deux côtés.

Vue. La vue, comme acuité, est assez bonne. L'amplitude d'accommodation est limitée; il n'y a pas de mouvement de latéralité des deux yeux : les muscles droits interne et externe ne fonctionnent pas. Pour voir soit à droite, soit à gauche, la malade doit tourner la tête d'une pièce. Elle ne peut loucher. Les muscles droits supérieur et inférieur se meuvent librement des deux côtés. L... a une physionomie toute particulière, à cause de cette sorte de fixité du regard et sans expression. Milieux transparents. Pas d'achromatopsie. La papille gauche est blanche nacrée; l'atrophie est moins avancée à droite. Les pupilles semblent avoir perdu de leur contractilité; une forte lumière pas plus que l'obscurité ne modifient ces ouvertures.

Le 20. Pas de douleur dans le membre inférieur droit, aux mouvements communiqués. Les ecchymoses se sont effacées petit à petit; il ne reste qu'un ruban noir, suivant la direction du pli de l'aine et un peu plus bas que ce pli. La jambe est revenue presque à son état normal et la cuisse est diminuée de volume aussi.

Le 24. La malade raconte que ce matin à son réveil, elle a senti une douleur vive à l'*épaule droite*, douleur qui s'est bientôt propagée à tout le membre, et a été plus intense aux diverses articulations. En voulant saisir la corde de son lit, pour se mettre sur son séant, elle a perçu un *craquement* considérable dans l'épaule. Le membre est lourd et ne peut être porté à la nuque comme avant. Toute la région deltoïdienne est tuméfiée, surtout en avant. Veines sous-cutanées très-développées à ce niveau, ni chaleur (à la main), ni rougeur de la peau, sorte d'œdème dans tout le bras, œdème qui ne garde pas l'empreinte du doigt, œdème qui est dur. Dans les mouvements qu'on imprime, on détermine des craquements forts dans l'articulation scapulo humérale (bruit de sac de noix). Mouvement fibrillaire accusé dans toute la partie postérieure de la région deltoïdienne. Mensuration comparative des deux bras :

	bras droit.	gauche.
Circonférence immédiatement au-dessous de l'aisselle.	25 c. 1/2	24 c.
A 8 cent. au-dessus du pli du coude.	21	19
Au poignet.	15	15

Le 25. Matin, T. R. 39°; P. 104. — Soir. T. R. 39°,6. La malade dit avoir éprouvé hier dans l'avant-bras droit une douleur vive. Pas de gonflement du reste à ce niveau. En revanche l'épaule et le bras sont plus tuméfiés et nous trouvons au-dessous de l'aisselle 28 cent. et au-dessus du pli du coude 25 cent. T. R. 38°,9; P. 104. Soir. T. R. 39°,3.

Le 26. La douleur de l'avant-bras droit n'existe plus, craquements très-forts dans l'articulation de l'épaule, épanchement intra-articulaire, faisant saillie en avant; fluctuation. T. R. 38°,4, P. 96. — Soir. T. R 39°.

Le 27. Matin, T. R. 38°,2, P. 96. — Soir. T. R. 38°,8.

Le 28. T. R. 38°,2; P. 92. — Soir. T. R. 39°.

Le 29. Le gonflement du bras droit a diminué. — T. R. 38°,2; P. 88. — Soir. T. R. 39°.

Le 30. T. R. 38°,4; P. 92. — Soir. T. R. 38°,8.

Le 1er décembre. Matin. T. R. 37°,9; P. 92. — Soir. T. R. 38°,9.

Le 2. T. R. 37°,8; P. 88. — Soir. T. R. 38°,6.

Le 3. T. R. 38°; P. 92. — Soir. T. R. 39°.

Le 4. T. R. 37°,8; P. 84. — Soir. T. R. 38°,8.

Le 5. Le gonflement de la cuisse est sensiblement diminué, surtout au niveau du tiers moyen. Un peu au-dessus du condyle interne, sorte de fluctuation : la peau semble amincie à ce niveau elle est couverte de marbrures. Les mouvements de la jambe sont plus étendus, il y a une laxité plus notable des ligaments du genou. Les surfaces articulaires se correspondent de moins en moins. T. R. 38°; P. 92. — Soir. T. R. 38°,8.

Le 6. T. R. 37°,8; P. 92. — Soir. T. R. 39°.

Le 9. L'articulation scapulo-humérale est plus tuméfiée; fluctuation très-manifeste. On fait une ponction avec le trocart de Potain et on retire 15 à 20 grammes d'un liquide séro-sanguinolent.

Le 10. L'articulation ponctionnée n'a été le siége ni de douleur, ni de chaleur. Le gonflement est moins considérable.

Le 11. Le bras et l'avant-bras droit sont un peu enflés, et couverts de petites marbrures. La malade a de la difficulté à soulever le membre. On perçoit des craquements manifestes au coude. A la cuisse droite, l'ecchymose, située un peu plus bas que le pli de l'aine, est effacée.

Le 16. Le gonflement du membre supérieur est diminué. Depuis l'instillation d'une solution d'atropine dans les yeux pour l'examen ophthalmoscopique (il y a quinze jours), les pupilles restent dilatées.

Le 19. Marbrures le long du biceps du bras droit avec démangeaisons vives à ce niveau. On sent dans la masse du muscle un noyau *très-dur*, qu'on fait rouler dans les doigts sans produire de douleur. Démangeaisons à la cuisse droite qui a diminué de volume.

Le 25. Le bras revient à des dimensions normales. Craquements plus accusés au coude. Les mouvements de l'épaule sont plus étendus; il y a presque subluxation en arrière.

Plus d'ecchymoses au membre inférieur droit, la jambe joue dans tous les sens et jouit de mouvements étendus. Empâtement du genou.

Le 6 janvier (1874). Léger gonflement dn coude droit, avec craquements; membre devenu très-lourd. La malade s'en sert avec difficulté.

Le 15 janvier. On parvient facilement á luxer l'humérus droit en arrière. La tête de cet os, dans ces mouvements, paraît rude, éburnée, usée, surtout plus petite. Les craquements dans l'articulation scapulo-humérale sont assez forts pour être perçus à une certaine distance. Le noyau dur qu'on sentait sous les doigts dans la masse du biceps est diparu en partie. Plus de marbrures au bras. De temps à autre démangeaisons vives. Coude désenflé. Veines sous-cutanées très-apparentes à la saignée du bras. Craquements plus accusés dans l'articulation huméro-cubitale. L'incoordination de ce membre est plus grande. Quant à la jambe, il y a une telle laxité des ligaments au genou, qu'elle semble simplement suspendue par un lien au fémur; elle joue dans tous les sens, et se luxe à volonté.

III.

DES LÉSIONS OSSEUSES CHEZ LES ATAXIQUES.

Cette troisième partie est la partie importante et *originale* de ce travail. Les chirurgiens, de tout temps, ont observé et décrit des luxations et des fractures se produisant en dehors de tout traumatisme, de tout accident qui pût les expliquer raisonnablement. On a appelé, un peu commodément peut-être, ces luxations et fractures *spontanées*, *secondaires*, *consécutives*, *pathologiques*, *symptomatiques*, *essentielles*, etc. Qu'est-ce qu'on a dit quand on s'est trouvé en présence de pareils faits? On a cherché à les rattacher à une cause. Mais il faut bien le reconnaître, les auteurs ont peu varié les explications, à cet égard. Ils ont invoqué certaines *prédispositions générales*, l'*hérédité*, l'*âge*, les *maladies*, les *diathèses* telles que la *scrofule*, la *syphilis*, le *rachitisme*, le *cancer*, etc. En ce qui concerne les luxations, Malgaigne a même admis un relâchement *essentiel* des ligaments (1).

Mais, si dans quelques cas on a pu invoquer telle ou telle de ces causes pour expliquer une luxation ou fracture, survenue en dehors de tout accident traumatique, il faut dire aussi qu'on a été forcé de laisser sans explication un assez grand nombre de faits, quand on n'a pas voulu les rapporter à des causes trop banales. Les banalités ne sont qu'une ressource extrême pour cacher l'ignorance; il faut les laisser de côté, mieux étudier et

(1) Malgaigne. Traité des luxations et fractures, p. 217 et suiv.

observer les faits qui se présentent, et surtout mieux les apprécier pour en tirer des déductions qui satisfassent la raison et soient plus scientifiques. Ainsi, pour rester dans mon sujet, voilà une malade, manifestement ataxique, qui successivement, et à quelques années de distance, se luxe et se fracture, sans douleur, plusieurs os. C'est un vrai musée pathologique que cette malheureuse femme. Un grand nombre d'élèves et de médecins l'ont vue dans le service de M. Charcot. On trouvera plus loin un dessin où on a cherché à reproduire, aussi fidèlement que possible, toutes ces lésions osseuses.

Eh bien donc, serait-il téméraire de supposer que les complications qui ont été observées chez cette *ataxique* se sont produites sous l'influence de la maladie de la moelle; qu'il y a là une lésion trophique des os qui deviennent fragiles et se cassent sans cause extérieure appréciable, avec une désespérante facilité?

Personne, que nous sachions, n'a cherché, jusqu'ici, à rapprocher ces lésions osseuses de la sclérose des zones radiculaires postérieures.

Dans un travail de M. S. Weir Mitchell, *sur l'influence du repos dans l'ataxie locomotrice* (1), nous voyons cités plusieurs exemples de fractures chez des ataxiques; mais le médecin américain ne s'arrête pas à la relation qui peut exister entre ces lésions des os et la sclérose des cordons postérieurs. Le but de son travail est de chercher à démontrer que sous l'influence du repos, nécessité par l'existence des fractures, certains symptômes de l'ataxie et en particulier les *douleurs fulgurantes* se sont amendés.

(1) The american of the medical Science, july, 1873, p. 113.

C'est M. Charcot qui, le premier, a appelé l'attention sur ce sujet.

Donnons la parole aux faits.

OBSERVATION III.

Ataxie locomotrice progressive. — Arthropathies et fractures.

Antécédents. — Douleurs fulgurantes dans les membres inférieurs (35 ans). — Arthropathie de la hanche droite (42 ans); luxation. — Arthropathie de la hanche gauche (45 ans). — Incoordination motrice (50 ans). — Fracture du fémur gauche. — Douleurs fulgurantes dans les bras (51 ans). — Fractures successives des deux avant-bras. — Arthropathie de l'épaule gauche. — Etat actuel (1873).

(Observation recueillie par Bourneville et Forestier.)

Cottret (Adélaïde), domestique, admise à la Salpêtrière, le 8 février 1866, est entrée le 15 octobre 1873, à l'infirmerie, salle Saint-Jacques, nº 23 (service de M. Charcot).

Père, mort, à 53 ans, d'une maladie de foie (?). — *Mère*, morte, à 74 ans. — Neuf enfants : sept sont morts entre 5 et 15 mois; la huitième a succombé aux suites d'une couche à 34 ans.

Notre malade n'a eu ni convulsions, ni scrofules. Rougeole à 5 ou 6 ans. Réglée à 13 ans et demi, sans difficulté. A 18 ans, elle accouche facilement d'un enfant qui meurt un mois après sa naissance. En 1839, C... alors âgée de 24 ans, vient à Paris où elle se place comme domestique. Sa santé ne laissa rien à désirer jusqu'à 32 ans. A partir de là, C..., aurait eu des migraines assez intenses, accompagnées de vomissements, coïncidant avec les règles. Ces migraines ont diminué vers l'âge de 35 ans, époque de l'apparition des *douleurs fulgurantes* (1850), pour être remplacées par des étourdissements qui, eux aussi, coïncidèrent avec les règles. Ces étourdissements ont persisté jusqu'à la ménopause, survenue à 43 ans. C'est donc en 1850 que la malade a éprouvé, dans les membres inférieurs, les premières douleurs fulgurantes : « Je sentais, dit-elle, comme des éclairs me passer dans les jambes. » Ces douleurs, très-pénibles, plus fortes la nuit que le jour, venaient par crises et duraient de douze à quinze heures. En même temps survinrent des *douleurs en ceinture* que la malade compare à une barre ou à la constriction d'un étau. Les douleurs des membres étaient surtout marquées au cou-de-pied et au mollet. C... assure qu'elle parvenait à les calmer en serrant fortement le membre, au point de produire une coloration bleuâtre de la peau. Les douleurs n'affectaient qu'un seul point à la fois. Les accès de douleurs se montraient, à l'origine, environ toutes les trois semaines. Peu à peu ils seraient devenus plus fréquents et plus violents, et auraient atteint leur maximum vers l'âge de 38 ans

A 42 ans, à la suite d'un engourdissement dans le pied droit, la malade s'aperçoit que la cuisse correspondante « enfle » démesurément. Elle avait plus que doublé de volume. C... n'en continue pas moins à faire son service de domestique. Cet engourdissement et cette «enflure» se prolongent pendant toute une année (?). Ces phénomènes étaient en voie d'amendement, lorsqu'un jour C... découvre avec étonnement que sa hanche droite est « démise. » Cet *luxation* se serait effectuée sans douleur, sans qu'elle en eût conscience : un matin, en descendant de son lit, dès les premiers pas, elle constate qu'elle boite. C... avait 43 ans (1858). Avant la production de cette luxation, la malade assure qu'elle pouvait marcher et aussi bien la nuit que le jour. Cette luxation rendit le travail plus difficile. Incapable de continuer son service de domestique, elle se mit à faire les lits dans un hôtel meublé, assez éloigné de son logement et où elle montait encore deux étages.

Vers le commencement de l'année 1869, après avoir éprouvé durant plusieurs mois un engourdissement dans la plante du pied gauche, C... se luxe au lit la hanche gauche en voulant écarter la jambe. Elle se lève et s'aperçoit qu'elle boite des deux membres. Pour gagner la rampe de son escalier, elle dut marcher « à quatre pattes » pour employer ses expressions. De ce jour (C... avait 45 ans et demi) tout travail actif devient impossible. Elle se fait transporter à l'hôpital de la Charité où elle reste quatre mois (service de M. Pelletan). Il n'y avait pas encore de douleurs fulgurantes dans les membres supérieurs, et la malade affirme qu'elle ne projetait pas les jambes en marchant, ce qui lui était possible en s'appuyant le long des murs. Sa démarche rappelait celle des « canards. » Le ventre semblait d'autant plus rentré que les têtes des fémurs luxés formaient une saillie en arrière. « On aurait pu s'asseoir sur mon derrière, » dit la malade.

De la Charité, C... va au Vésinet, puis rentre à Paris, où elle s'occupe à quelques travaux de couture. Mais bientôt, dénuée de ressources, elle va à l'hôpital Beaujon (service de M. G. Sée) où elle séjourne trois mois. Là, elle fut examinée par MM. Duchenne (de Boulogne) et Bouvier. Après un court séjour au Vésinet, à sa sortie de Beaujon, elle retourne à la Charité. Pendant ce nouveau séjour dans cet hôpital, C... dit avoir eu des douleurs névralgiques dans les tempes. Elle quitte la Charité, passe quelques jours dehors et entre enfin au mois de juillet à l'Hôtel-Dieu (service de M. Vigla). A ce moment, la malade se servait très-bien des membres supérieurs qui n'étaient le siége d'aucune douleur. Mais l'incoordination motrice avait envahi les membres inférieurs. Les jambes allaient comme des jambes de polichinelle; la malade en faisait ce qu'elle voulait. Elle pouvait embrasser son pied et même le porter derrière la tête sans difficulté, chose impossible auparavant. Un jour, étant au lit, pour faire montre de son agilité, elle veut embrasser son pied et, dans ce mouvement, elle se *fracture le fémur gauche.* La fracture n'aurait pas été réduite.

De l'Hôtel-Dieu, C... est venue à la Salpêtrière (28 février 1866). A cette date, il n'y avait pas encore de douleurs dans les membres supérieurs, ni de troubles de la vue. C'est vers la fin de 1866 que la malade ressentit pour la première fois des douleurs lancinantes dans les bras. Ces douleurs, qui n'ont jamais été aussi fortes que celles des jambes, occupaient tantôt un endroit, tantôt un autre, sans prédominance marquée; peu après, elles ont gagné les parois thoraciques. A la fin de juin 1873, C... cousait encore sans difficulté, faisait de la charpie, et pouvait ramasser des objets ténus (aiguille, fil, etc.). Cependant il lui arrivait parfois d'avoir de la roideur dans les doigts qui se redressaient obstinément; elle était obligée de les ramener dans la flexion. Il n'y avait aucun indice d'incoordination.

En juillet 1873, C..., dans un mouvement insignifiant, se *fracture l'avant-bras gauche,* à l'union du tiers supérieur avec le tiers moyen. Bien qu'il n'y ait pas eu d'appareil appliqué, la consolidation s'est faite avec un cal volumineux et difforme. Le bras est resté longtemps gonflé et, depuis cette fracture, la main a comme une tendance à se ratatiner. Les deux éminences thénar et hypothénar sont rapprochées; le pouce est allongé et repose sur l'index, légèrement fléchi sur la paume de la main. Les autres doigts sont fléchis. La main, dans son ensemble, forme une sorte de tabatière. En même temps que se produisaient ces phénomènes, C... s'est aperçue qu'elle devenait maladroite de ce membre.

Au mois de septembre 1873, la malade en appuyant la main droite sur son lit se *fracture l'avant-bras droit*, à la partie moyenne, sans violence, sans la moindre douleur. Un appareil a été appliqué et la consolidation s'est faite assez promptement et régulièrement. Peu après cette fracture de l'avant-bras droit, la main correspondante s'est ratatinée à son tour. L'incoordination n'était pas encore évidente : la malade tenait bien sa fourchette et pouvait ramasser les petits objets.

Le 11 octobre, sans gonflement antérieur, sans aucune souffrance, C... se *luxe l'épaule gauche.* Comment? Elle ne saurait le raconter.

Dans ce même mois d'octobre, C... remarque pour la première fois, des troubles de la vue. Tantôt les objets paraissent doubles, tantôt elle voit des étincelles. De plus, elle a entre les paupières et les globes oculaires la sensation d'un corps étranger, comme du sable qui la piquerait. La pupille droite est assez dilatée, la gauche l'est beaucoup moins.

Etat actuel (26 novembre 1873). — *Appareil de la digestion* — La langue, allongée, est animée d'un léger tremblement à la pointe et à droite ; l'appétit est bon, la déglutition facile. Toutefois, il est survenu récemment une sensation de roideur sur les parties latérales du cou. Pas de crises gastriques ; aucune douleur abdominale dans la défécation. La malade a eu, jusqu'au mois d'août dernier environ, des douleurs fulgurantes lancinantes à la partie inférieure du rectum et sur les bords des grandes lèvres (1). Elles étaient moins intenses que celles des membres, n'étaient pas compliquées de spasmes et disparaissaient au bout d'une heure ; enfin, elles n'étaient liées à aucun trouble des fonctions du gros intestin.

Circulation. — Pouls petit, régulier, en moyenne à 92. Bruits du cœur normaux.

Respiration. — C... prétend avoir depuis un mois et seulement de temps en temps, une sensation d'étranglement au niveau du larynx, différente de la roideur latérale signalée plus haut. C'est une sorte de constriction qui descend vers la poitrine et est surtout marquée au-dessus et au-dessous des seins. Rien de particulier à la percussion et à l'auscultation.

La *fonction urinaire* est normale, et bien que la malade, en raison de ses luxuations, soit obligée d'uriner sous elle, elle n'a jamais eu d'eschares. La *voix* est actuellement claire, mais il y a des moments où elle est voilée, entrecoupée par suite de la sensation de constriction laryngée.

C... a maigri considérablement. Elle mesurait autrefois 85 centimètres à la ceinture ; aujourd'hui elle ne mesure plus que 64 centimètres. C'est surtout depuis 1868 que l'amaigrissement a fait des progrès. Les côtes sont solides, ne cèdent pas à la pression comme dans l'ostéomalacie. Ni le bassin, ni les doigts, etc., ne présentent les déformations habituelles dans cette affection.

Membres inférieurs. — Le gauche a 6 centimètres de moins en longueur que le droit. La circonférence de la jambe gauche, prise à quatre travers de doigt au-dessous de la rotule, mesure 22 centimètres, et la jambe droite, 24.

M. I. droit. — La malade fléchit et allonge la jambe droite, en la traî-

(1) Voir à ce sujet : Charcot, *loc. cit.*, et *Le Progrès médical*, 1873.

nant sur le lit, sans pouvoir la soulever. Ces mouvements, si limités, sont d'ailleurs incoordonnés. La notion de position est complètement perdue.

Luxation de la hanche. — La cavité cotyloïde est vide; la tête du fémur est dans la fosse iliaque externe. Il en résulte une saillie considérable située à quatre travers de doigt au-dessous de la crête iliaque. La tête du fémur est très-mobile, jouit de mouvements étendus, non douloureux. Les plis de la fesse, plus élevés que ceux de la fesse opposée, sont, en outre, tirés de bas en haut et de dehors en dedans.

M. I. gauche. — L'incoordination est plus accusée qu'a droite. La perte de notion de position est absolue.

Fracture non consolidée, siégeant à l'union du tiers moyen avec le tiers inférieur, avec mobilité des fragments, déformation considérable, telle que de l'épine iliaque antérieure et supérieure à la tubérosité antérieure du tibia, la distance n'est que de 27 centimètres, tandis que, à droite, les mêmes points sont éloignés de 40 centimètres. Partant, la cuisse gauche est élargie, aplatie et il existe sept ou huit plis, séparés par des bourrelets dus au ratatinement de la peau. Les mouvements provoqués sont tout à fait indolores.

Arthropathie. — La présence de la fracture du fémur rend assez difficile l'examen de la hanche correspondante. La tête du fémur paraît rentrée dans la cavité cotyloïde. La fesse, du reste, n'offre aucune saillie comparable à celle du côté opposé. La malade dit que la luxation s'est réduite toute seule, dans un mouvement, il y a environ trois ans.

Sensibilité. — La malade perçoit le contact, le chatouillement, le pincement, la piqûre d'épingle : il n'y a pas de différence appréciable, sous ce rapport, entre les deux membres inférieurs. Toutefois, au niveau des pieds, la sensibilité est un peu émoussée. L'exploration de la sensibilité au froid fournit des résultats contradictoires : si, après avoir fermé les yeux à la malade, on applique sur les différents segments des membres inférieurs un vase en étain, c'est tantôt une sensation de brûlure qui est dénotée, tantôt une simple sensation de contact. Ni le froid, ni le poids du vase ne sont sentis; si, pendant l'expérience, on laisse la malade regarder, elle parvient, après avoir fait une sorte d'effort pour saisir la sensation vraie, à se rendre compte qu'elle s'est trompée et que l'objet qui la touche est réellement froid.

Membre supérieur gauche. — La malade ne peut plus s'en servir, même pour s'aider à manger; elle serre très-peu avec la main. L'incoordination est très-marquée, que les yeux soient ouverts ou fermés : elle a augmenté surtout depuis un mois. La main, ainsi que nous l'avons déjà signalé, a une tendance à se fermer de plus en plus; les quatre derniers doigts sont fléchis; le pouce repose sur l'index; les bords radial et cubital sont rapprochés. L'extrémité supérieure des métacarpiens (principalement des 2e, 3e et 4e) est saillante. Pas de craquements dans les jointures de la main ni dans celle du coude. *Cal* volumineux, solide, difforme, à l'avant-bras, résultat de la fracture mentionnée précédemment. L'*épaule gauche* est le siége de craquements très-forts. La luxation, qui existait il y a quelques semaines, s'est réduite.

Les divers modes de la sensibilité sont conservés; cependant la malade ne distingue pas nettement la différence qu'il y a entre deux corps inégalement froids.

Membre supérieur droit. — La malade serre un peu mieux avec la main droite, qui a la même configuration que la gauche. La malade s'en sert, mais avec difficulté; c'est à grand'peine qu'elle porte un verre à sa bouche. Elle sent très-confusément les petits objets. L'incoordination, quoique évidente, est moins accentuée qu'à gauche; elle s'exagère lorsque les paupières sont closes. La sensibilité est normale. Le cal, répondant à la fracture de l'avant-bras, est volumineux, mais assez régulier. Pas de craquements dans les différentes jointures de ce membre (épaule, coude, etc.).

Décembre. Il existe des craquements très-accusés dans l'*épaule droite*. Il n'y a ni douleur ni gonflement.

Le 15. La malade a remarqué, depuis quelques jours, qu'elle avait des craquements dans l'articulation temporo-maxillaire gauche qui semble jouir d'une mobilité exagérée. Là encore, comme pour les autres jointures, ces craquements sont indolores.

A la prière de M. Charcot, M. le Dr Meunier, chirurgien de la Salpètrière, a bien voulu étudier et décrire avec grand soin les lésions que présentent chez C... les os et les jointures. Je reproduis cette partie *in extenso*, comme un complément à l'observation qu'on vient de lire. On sera mieux à même de se rendre compte des particularités intéressantes de l'histoire de cette malade.

Membre inférieur gauche. — Il est très-raccourci et mesure 62 centimètres de l'épine iliaque antérieure et supérieure à la malléole externe.

Il est placé sur le côté externe dans l'abduction et dans la rotation en dehors. Il n'y a à signaler aucune particularité notable pour le pied, la jambe, le genou et même pour la partie inférieure de la cuisse.

C'est la partie supérieure de la cuisse ainsi que la hanche, et comme siége précis, c'est l'articulation fémorale qui est élevée. Le grand trochanter est abaissé et dans une position telle, qu'il est porté du côté de la partie postéro-externe de la cuisse. Il se trouve situé à une distance d'environ 12 centimètres de l'épine iliaque antérieure et supérieure, lorsque le membre est placé dans la rectitude.

Toute la partie interne de la cuisse, à partir de 8 centimètres au-dessus du condyle interne du fémur présente successivement des plis transversaux, plus ou moins profonds, que l'on peut évaluer à environ une douzaine; les uns occupent toute l'étendue de cette partie interne, la dépassant même en arrière; les autres plus rapprochés du pli de l'aine, dépassent la partie antérieure de la cuisse et se prolongent même, pour l'atteindre, presque vers la partie latérale externe.

Sur la partie externe de la cuisse se trouvent quelques bourrelets de peau, dans le sens longitudinal du membre, bourrelets s'effaçant par les mouvements.

La forme de la cuisse est celle d'un cône tronqué.

La cuisse tout entière est raccourcie, et mesure, depuis l'épine iliaque antérieure et supérieure jusqu'au condyle interne du fémur, une longueur de 23 centimètres.

L'articulation de la hanche jouit de ses six mouvements, la flexion, l'extension, l'adduction, l'abduction, la rotation et la circumduction. Le mouvement d'extension est limité. Le mouvement d'abduction est le plus étendu, la jambe et la cuisse pouvant être placés entièrement sur leur partie latérale externe où elles reposent sur le plan du lit. Ces mouvements sont ceux exécutés par la malade elle-même. On peut les produire aussi complètement qu'ils sont décrits ci-dessus. Dans les mouvements provoqués on entend parfois, surtout quand le membre est placé dans la rotation au dehors, des craquements très-prononcés, dus sans doute au frottement de deux surfaces rugueuses.

Nous induisons de la description ci-dessus qu'il y a une *luxation de la hanche*. La tête fémorale étant portée en haut et en dedans, la variété de luxation est celle désignée sous le nom de *luxation ilio-pubienne;* ajoutons que cette luxation est *complète* et *de cause pathologique.*

Le fémur, très-raccourci, ne présente point d'altération dans sa partie inférieure ni dans sa partie moyenne, jusques et y compris le grand trochanter. Dans toute cette partie de la diaphyse et de l'épiphyse de l'os, il ne se rencontre ni solution de continuité ni augmentation du volume. Il n'en est pas de même plus haut, où nous trouvons l'impuissance du membre, celui-ci ne pouvant être détaché complètement du plan du lit, surtout le talon. Il existe également à la racine du membre de la mobilité anormale, ainsi que de la crépitation, caractères indiquant une fracture du col anatomique du fémur, par suite *fracture intra-articulaire;* tels sont les signes rationnels et sensibles les plus accusés qu'il nous soit permis de constater par l'examen.

Membre inférieur droit. — Sa longueur est de 74 centimètres, par conséquent, de 12 centimètres de plus que celui du côté opposé; cette longueur est mesurée depuis l'épine iliaque antérieure et supérieure, jusqu'à la malléole externe. Le membre est placé dans la rotation en dedans, le genou et le bord inférieur du pied reposant sur le plan du lit. Des plis moins nombreux mais plus obliques que ceux décrits pour le membre opposé existent à la partie interne de la cuisse, depuis le bord interne du genou jusqu'au pli de l'aine. On peut en compter six ou sept assez marqués, s'étendant depuis le genou ainsi que depuis la partie interne de la cuisse jusqu'à quelques centimètres de l'épine iliaque antérieure et supérieure. Ces plis remontent obliquement de bas en haut, de dedans en dehors, pour se diriger dans un sens oblique et presque vertical.

Le grand trochanter est remonté et placé sur une ligne qui joindrait transversalement l'épine iliaque antérieure et supérieure et l'ischion.

Les divers mouvements de l'articulation coxo-fémorale droite peuvent être exécutés par la malade elle-même. On peut aussi les provoquer; mais tandis que les mouvements d'adduction et de flexion sont exagérés, par contre, les mouvements d'abduction et de rotation en dehors, sont limités et même notablement diminués. C'est en produisant ces mouvements que l'on éprouve la sensation de craquements dans l'articulation coxo-fémorale. Le fémur, dans toute sa longueur ainsi qu'à ses deux extrémités, ne présente aucune solution de continuité ni aucune augmentation dans son volume; la tête du fémur peut se sentir facilement à travers la peau, du côté de la partie externe de la hanche. Elle est portée directement en arrière et en haut. Il existe donc là une *luxation ilio-ischiatique.*

Membre supérieur gauche. — Il présente des lésions à l'épaule et à l'avant-bras. Le bras mesure depuis l'acromion jusqu'à l'épitrochlée, une longueur de 31 centimètres. Il est, par conséquent, un peu allongé. Le moignon de l'épaule est manifestement aplati. La paroi antérieure du creux de l'aisselle présente plusieurs plis verticaux. Les mouvements divers de l'articulation scapulo-humérale sont produits spontanément avec une vivacité anormale, conséquence de l'ataxie dont est atteinte la malade. On peut également provoquer ces mouvements, le mouvement d'élévation du bras est le plus limité; les mouvements d'adduction sont diminués, la malade ne pouvant rapprocher complètement le bras du tronc; les signes de la luxation existante ne sont pas très-accusés; toutefois, nous trouvons, en palpant le creux du l'aisselle, la tête humérale rapprochée de la partie interne qui est abaissée. Nous concluons de cet ensemble de signes à une *luxation sous-coracoïdienne* complète, la crépitation est très-accusée dans les mouvements. Le reste de l'humérus est sain.

L'*avant-bras gauche* paraît légèrement raccourci; il présente une augmentation de volume dan son tiers supérieur. Nous trouvons là, en effet, *un cal un peu difforme occupant les deux os*, commençant au niveau du tiers supérieur du cubitus, à près de six centimètres de l'olécrâne, pour se diriger en descendant dans l'avant-bras du côté du radius. Ce cal décrit une courbe à convexité en avant et à concavité en arrière. Il s'étend jusqu'à près de quatre centimètres de l'apophyse styloïde du radius. Il englobe tout l'espace interosseux vers le tiers supérieur de l'avant-bras, surtout postérieurement. Ce cal volumineux, allongé de haut en bas, de dedans en dehors, est l'indice d'une fracture ancienne et consolidée. Cette fracture spontanée a intéressé les deux os, le cubitus à son tiers supérieur, le radius à sa partie moyenne, c'est-à-dire qu'il y a eu *là une fracture oblique de l'avant-bras*. Le cal, tel qu'il vient d'être décrit, gêne notablement les mouvements de flexion et d'extension des doigts. Les doigts de la main gauche sont habituellement allongés, mais leur extension comme leur flexion se font complètement; toutefois, dans l'état habituel, les doigts sont placés dans une position différente, les uns par rapport aux autres, l'indicateur étant celui dont l'allongement est permanent.

Membre supérieur droit. — Sa longueur mesurée depuis l'acromion jusqu'à l'épitrochlée, est de 29 centimètres : il est, par conséquent, moins long de 2 centimètres que celui du côté opposé; il ne présente point de luxation de l'épaule. Les mouvements de l'articulation scapulo-humérale se font tous en totalité. Il y a seulement par moments quelques craquements dans les mouvements, ce qui est l'indice d'une *arthrite commençante*.

L'*avant-bras* présente des lésions analogues sinon identiques à celles décrites ci-dessus pour l'avant-bras gauche. Il existe là un cal volumineux dont nous allons faire la description. Ce cal est l'indice d'une fracture ayant intéressé les deux os près et au-dessous de la partie moyenne. Le cal le plus volumineux est celui du cubitus : il est placé sur le bord interne de cet os. Ce cal a une longueur d'environ 4 centimètres, et descend jusqu'à cette même longueur de la partie inférieure de cet os. L'épaisseur en est d'environ 3 centimètres, beaucoup moindre en longueur est le cal du côté externe, c'est-à-dire celui du radius, son épaisseur pouvant être considérée comme sensiblement la même que celle de son os congénère. Les mouvements des doigts, c'est-à-dire ceux produits par l'action des muscles fléchisseurs et extenseurs des doigts, se font beaucoup plus aisément que ceux exécutés par les membres du côté opposé.

Cette facilité plus grande des mouvements doit être attribuée aux conditions dans lesquelles nous trouvons l'avant-bras.

« En résumé, il y a eu là une *fracture complète de deux os, qui est « aujourd'hui consolidée et présente un cal volumineux.* »

Cette dernière observation présente un intérêt moindre que la précédente, en ce qu'il n'y a ici, en réalité, qu'une fracture de la jambe droite qu'on puisse rattacher à la maladie de la moelle épinière. Mais il importe peu que les lésions soient en plus ou moins grand nombre. La malade est une *ataxique;* le fait n'est pas douteux; elle s'est fracturé la jambe dans des circonstances semblables à la précédente malade. C'est à ce titre que je devais rapporter cette observation.

OBSERVATION IV.

Ataxie locomotrice progressive. — Fracture consécutive de la jambe gauche. — Atrophie de la papille de l'œil gauche. — Cataracte capsulaire postérieure commençante de l'œil droit. — Fracture ancienne non consolidée de la clavicule droite.

(Observation personnelle.)

T... (Hortense-Emilie), âgée de 58 ans, née à Paris, lingère, admise à la Salpêtrière le 5 actobre 1872, est entrée le 18 décembre 1873 à l'infirmerie, salle Saint-Alexandre, n° 15 (service de M. Charcot). Père asthmatique, mort à 63 ans; mère morte jeune (de cause inconnue), après cinq ans de séjour au lit. Pas de maladie d'enfance, ni convulsions, ni scrofules.

La malade a eu ses premières règles à 19 ans; elles ne sont apparues qu'une seule fois pour ne se montrer de nouveau que deux ans plus tard (21 ans). Le sang était du reste à chaque époque très-pâle et très-peu abondant. De 21 à 36 ans, T... a vu régulièrement; à cette époque, à la suite d'une frayeur, les règles s'arrêtèrent subitement pour ne plus reparaître. Jamais de grossesse ni de fausse couche; pas de syphilis ni d'attaque de nerfs, habitation relativement saine.

Les *douleurs fulgurantes* se sont montrées pour la première fois à l'âge de 28 ans (1853); la malade les caractérise ainsi : « Tantôt je sentais dans les membres comme des aiguilles qu'on m'aurait enfoncées dans les chairs; tantôt c'était des éclairs qui me passaient dans les jambes et les cuisses. » Aux moments de crise, quand « l'électricité » passait, T... était comme soulevée dans son lit; il y avait comme une sorte de tressaillement de tout le corps, « je dansais », dit-elle. Tant que durait l'accès, il lui fallait garder le repos au lit.

Ces tressaillements, ces sortes de mouvements automatiques, provoqués par la souffrance, lui rendaient la marche et toute occupation impossibles. Ces douleurs lui arrachaient des cris assez violents, pour que les voisins en fussent incommodés. Elles revenaient à des intervalles de temps variés, quelquefois tous les quatre ou cinq mois, d'autres fois toutes les quatre ou cinq semaines.

Ces douleurs étaient plus violentes la nuit que le jour, et limitées aux membres inférieurs. Une fois apaisées, la malade reprenait son travail. A la cessation des règles, les crises se montrèrent plus fortes et plus rapprochées.

En 1857, T... eut une fluxion de poitrine qui la retint au lit trois mois. A la convalescence, ses jambes enflèrent; l'enflure ne dépassa jamais les genoux, et aurait été plus prononcée à la jambe droite. Du reste, pas de douleur. Le repos, des cataplasmes triomphèrent de ce gonflement, après deux mois de temps.

En 1859 environ (cette date n'est pas bien précise dans l'esprit de la malade), T..., en voulant soulever un matelas, sentit un craquement à l'épaule droite, suivi d'une douleur vive; elle venait de se *fracturer la clavicule*. La malade resta six mois à l'hôpital Cochin, un appareil fut placé, mais la consolidation ne se fit point. Il sera question plus loin de cette fracture.

A la sortie de l'hôpital, le travail de couture fut repris, et malgré la fracture, il était possible.

Cet état de bonne santé relative se maintint jusqu'en 1870. A cette époque, les souffrances du siége viennent compliquer la situation. T..., par suite de privations de toutes sortes, maigrit beaucoup; les crises de douleur se montrent plus violentes et les accès se rapprochent. La vue commence à devenir faible, — diarrhée dysentériforme vers la fin du siége, — anémie profonde. Pas d'incoordination dans la marche. Les doigts sentaient très-bien les objets ténus (aiguilles, épingles), et la couture était encore possible.

Au mois de mai 1871, un matin, en descendant de son lit, T... tombe subitement sur le plancher de la chambre; on la relève, elle était paralysée de tout le côté droit et avait perdu l'usage de la parole. « Je voyais les personnes, je les reconnaissais, dit-elle, j'entendais ce qu'elles disaient, mais je ne pouvais rien dire, rien répondre. » (La malade donne des explications très-incomplètes sur cet accident, sa mémoire la sert mal.) Le cou-de-pied droit devint un peu enflé à la suite de cet accident, la face n'était pas déviée. La parole revint au bout de cinq jours, et la jambe et le bras droits, après trois mois de séjour au lit, se rétablirent à peu près, le bras mieux que la jambe. A partir de ce moment, le travail devint absolument impossible. Le bras droit était faible, et les doigts ne sentaient plus assez l'aiguille. La marche n'était possible qu'avec un appui; le membre inférieur droit était faible, la jambe traînait; il y avait un petit mouvement de faulx et une légère projection en dehors.

Sur ces entrefaites, la malade ayant perdu une de ses tantes qui lui venait en aide, on s'occupa de la faire entrer à l'hospice, où elle fut admise le 5 octobre 1872. La surveillante qui la reçut dans son dortoir nous a dit en parlant de T... : « C'était une petite mangeuse; » de temps en temps elle souffrait de douleurs dans les membres. Elle marchait dans la salle en s'appuyant sur les lits, traînant sa jambe droite et la projetant en dehors.

Avril 1873. T... entre dans le service de M. Luys, à l'infirmerie, pour une douleur vive au côté gauche, douleur que des vésicatoires et des ventouses parvinrent à dissiper. Elle resta là huit mois dans la salle, gardant le lit nuit et jour. S'étant levée un jour, sur le conseil de M. Luys, son pied droit enfla; une ecchymose se fit autour de l'articulation tibio-tarsienne, à la partie inférieure de la jambe et à la face dorsale du pied, et cela sans douleur, sans cause appréciable. Etaient-ce là des phénomènes arthropathiques, nous ne saurions le dire, n'ayant rien vu.

Cette ecchymose s'effaça en partie au bout de quelque temps.

12 décembre 1873. T... rentrait dans son dortoir. A ce moment, le cou-de-pied était encore légèrement tuméfié et noir. Le lendemain (15 déc.), en descendant de son lit, la malade sent sa jambe craquer, au moment où elle touche le parquet; en même temps son pied se dévie. On la soutient, on la remonte dans son lit. M. Exchaquet, interne, est appelé et constate une fracture de la jambe droite. Le 18 décembre 1873, elle entre à l'infirmerie, service de M. Charcot.

Le 19. La jambe droite, depuis le genou jusqu'aux orteils, est ecchymosée, noire, plus noire qu'avant l'accident. Le cou-de-pied, la face dorsale sont tuméfiés ; les malléoles sont effacées, le pied est tourné en dedans. Si on saisit celui ci d'une main, pendant qu'avec l'autre on fixe la jambe, et qu'on imprime des mouvements, les surfaces articulaires jouent dans tous les sens et on perçoit des craquements manifestes. Les deux attelles malléolaires sont rompues. Les ligaments sont très-relâchés, déchirés peut-être. Les mouvements communiqués ne sont pas *très-douloureux*. Le membre est enveloppé de coton et mis dans une gouttière.

Le 20. Appareil digestif. Depuis six mois environ, digestions pénibles, longues. Par instants, douleurs à l'épigastre. Crampes d'estomac, rapports acides. Appétit très-faible, très-forte constipation habituellement. Pas de coliques ni de douleurs ano-périnéales. La déglutition se fait aisément.

La langue n'est pas atrophiée, la *parole n'est pas libre* comme autrefois: il y a une sorte d'hésitation dans l'articulation des mots et de certains mots en particulier.

Fonctions urinaires. — Miction normale, urines bien gardées, sans sucre, ni albumine. La quantité sécrétée dans les vingt-quatre heures est faible (5 à 600 gr.).

Circulation. — La pointe du cœur est un peu abaissée; les bruits sont secs, un peu rudes, sans souffle morbide. La malade éprouve des palpitations à la moindre fatigue. Le pouls n'est pas dicrote. Les artères ne sont ni rigides ni flexueuses sous le doigt.

La respiration n'offre rien à noter, rien à la percussion, ni à l'auscultation; la malade ne tousse pas. Il n'y a jamais eu ni excoriation de la peau, ni eschares. Les os sont durs, résistants, sans nodosité, ni déformation rachitiques. Les côtes ne cèdent pas comme dans l'ostéomalacie. La malade est du reste très-maigre, émaciée.

Membre supérieur droit. — Il est mince, effilé, les muscles en contraction donnent à peine un léger relief. Ni douleurs, ni craquements dans les articulations; les mouvements sont libres; cependant le mouvement pour élever le bras est limité, de même les mouvements de circumduction, ce qui est dû à la non-consolidation d'une fracture ancienne de la clavicule de ce côté. Cette fracture est à 3 centimètres en dedans de l'articulation scapulo-humérale. Le fragment interne fait relief sous la peau, il s'abaisse plus profondément sous la pression du doigt. Il ne paraît pas y avoir de consolidation. Le fragment externe a chevauché sous l'autre, on le sent avec peine ; on dirait qu'à ce niveau il y a une masse molle, sorte de col qui irait de l'extrémité du fragment externe à la face inférieure de la longue portion. La longueur de cet os est plus petite d'au moins 2 centimètres sur celui de gauche. La pression est encore douloureuse au niveau de la fracture.

Il n'y a pas d'incoordination manifeste, si cependant on dit à la malade de se toucher avec l'index le bout du nez, il y a des oscillations, et de plus la partie n'est jamais atteinte exactement. Les sensibilités au contact, à la piqûre, au pincemement, au froid sont conservées. Toutefois, les objets ténus (aiguilles, épingles) sont mal sentis dans les doigts; sens musculaire, notion de position intacts.

Membre supérieur gauche. — Il est émacié ; les deux os de l'avant-bras, ainsi qu'à droite, sont sentis comme deux bâtonnets, sans chairs, recouverts d'une peau mate. Pas de mouvement fibrillaire. Incoordination comme au membre droit. — Mouvements libres ; pas de craquements intra-articulaires, sensibilités conservées. Les objets ténus sont mieux sentis entre les doigts.

Membre inférieur droit. — Il est faible; dans la marche, avant la production de la fracture, le pied était projeté en dehors. Pas de craquements ni au genou, ni à la hanche. Les mouvements sont libres dans ces deux articulations. Le chatouillement de la plante du pied est perçu; le contact, la piqûre, le pincement, le froid sont sentis dans tout le membre, même aux points ecchymosés. Notion de position conservée.

Membre inférieur gauche. — Les résultats de l'examen sont ici comme à droite. Il n'y a pas d'incoordination marquée. Cependant, le membre soulevé au-dessus du plan du lit, oscille horizontalement et d'une manière plus accentuée, quand on ferme les yeux à la malade. Articulations libres, sans craquements, divers modes de sensibilité normaux.

Sens. — L'ouïe n'est pas très-bonne : le tictac d'une montre est à peine entendu à gauche; il n'est pas entendu à droite.

Le *goût* est intact, ainsi que l'*odorat.*

Vue. — Pas de paralysie de muscles. Habituellement la pupille gauche est plus petite que la droite.

Les deux pupilles sont du reste contractiles. L'instillation d'une solution d'atropine les dilate aisément.

A l'éclairage latéral, on découvre à droite une cataracte commençante, capsulaire postérieure, qui empèche l'examen net du fond de l'œil. A gauche, les milieux sont transparents; à l'ophthalmoscope, on constate une atrophie assez accusée de la papille. Celle-ci est blanche, nacrée; les vaisseaux sont filiformes.

L'acuité visuelle est diminuée, mais pas très-notablement. Pas d'achromatopsie.

La malade n'est pas très-intelligente, et sa mémoire est affaiblie.

Le pouls a été compté régulièrement du 20 décembre au 8 janvier, a donné les chiffres suivants : 88, 88, 84, 92, 84, 80, 84, 92, 92, 96, 92, 88, 88, 84, 92, 88, 84, 88, 92.

Le 10. J'ai mis la jambe dans un appareil silicaté; il y avait un travail de consolidation; l'ecchymose des parties était très-diminuée. Pas de douleur. Appétit habituel.

Dans le numéro de janvier 1874 des *Archives de physiologie*, en ce moment sous presse, M. Charcot a rapporté, en majeure partie, l'observation de la nommée Cottret; il s'est livré au sujet de cette malade à quelques considérations que je demande la permission de reproduire. Elles serviront de conclusion à ce travail.

« Cette observation n'a pas besoin, je pense, d'être accompagnée de longs commentaires; les enseignements qu'elle renferme s'imposent, en effet, pour ainsi dire, d'eux-mêmes.

« Les circonstances particulières dans lesquelles, sous l'action de causes traumatiques tout à fait insignifiantes, se sont produites les diverses fractures, aussi bien celle de la cuisse que celles des deux avant-bras, ne permettent pas de reconnaître dans ce cas l'intervention de l'une quelconque des influences qui, dans la règle, président au développement des *fractures dites spontanées*. C'est ainsi, par exemple, qu'il y a lieu d'éliminer toute action d'une prédisposition héréditaire, ou encore celle d'un élément diathésique tel que la syphilis, le cancer, la goutte, le rhumatisme. J'ajouterai que les diverses parties du squelette, les côtes en particulier et les os du bassin, ne présentent chez la malade aucune des lésions qui, cliniquement, servent à caractériser l'affection désignée sous le nom d'ostéomalacie; enfin, et c'est là un point qu'il importe de bien mettre en relief, on ne saurait invoquer non plus l'existence d'un trouble de nutrition du tissu osseux, résultant d'une inactivité fonctionnelle prolongée des membres, consécutive elle-même à l'affection spinale. Tous les détails de l'observation établissent, au contraire, clairement, en ce qui concerne les membres supérieurs, que les fractures s'y sont produites à une époque où ses membres jouissaient encore de tous leurs mouvements physiologiques, la maladie spinale n'étant représentée là que par les accès de douleurs fulgurantes; et, pour ce qui est du membre inférieur gauche, il produisait encore, lui aussi, lorsque le cal du fémur s'est brisé, des mouvements étendus et énergiques, modifiés seulement, depuis quelque temps déjà, par l'incoordination motrice.

« Après ces éliminations successives, on est conduit à admettre, si je ne me trompe, comme une hypothèse au moins fort vraisemblable, que la fragilité des os a été ici une conséquence, en quelque sorte immédiate de la lésion des centres nerveux. Cette hypothèse, se rattachant étroitement à celle que j'ai proposée autrefois, lorsqu'il s'est agi de déterminer le mode pathogénésique suivant lequel se reproduisent les *arthropathies des ataxiques*, je crois pouvoir me dispenser de rentrer à ce propos dans la discussion, et je me bornerai à renvoyer le lecteur aux arguments que j'ai fait valoir déjà à plusieurs reprises dans diverses parties du présent recueil (1).

(1) Sur quelques arthropathies qui paraissent dépendre d'une lésion du cerveau ou de la moelle épinière. *In Arch. de Phys.*, t. I, p. 161; voir aussi, même recueil, t. II, p. 121 et t. III. — Leçons sur les maladies du système nerveux, recueillies par Bourneville, 2e série, 1er fascicule.

« Ce vice de nutrition, subordonné à une influence du système nerveux qui rend les os fragiles et fait comprendre le développement de fractures spontanées est aussi, je pense, un des éléments principaux qui concourent à la production de ces *arthropathies* singulières dont notre observation offre un exemple très-remarquable. On sait, en effet, d'après la description que j'ai donnée, que l'usure très-rapide et poussée à un degré extrême des extrémités articulaires des os est le principal caractère, qui, au point de vue anatomo-pathologique, distingue l'*arthropathie des ataxiques* de l'arthrite sèche vulgaire.

« Il n'est pas sans intérêt de faire remarquer que la production de fractures survenant sous l'influence des causes traumatiques les plus banales, n'est pas, tant s'en faut, un fait absolument rare, dans l'ataxie locomotrice progressive.

« J'ai, pour mon compte, rencontré déjà un certain nombre d'exemples de ce genre. J'ajouterai que parmi les observations qui se trouvent rassemblées dans les divers écrits consacrés à l'étude de ce genre de fractures, il en est un certain nombre où l'on peut reconnaître, — bien qu'ils n'aient pas été relevés par les auteurs, — les symptômes tabétiques et en particulier les accès de douleurs fulgurantes. Je citerai, entre autres, à titre d'exemples, les observations n° 32 et n° 33, de l'ouvrage de M. E. Gurlt » (2).

(1) The influence of rest in locomotor ataxy. — *The Americ. journ. of med. science*. 1873. July, 113, 116 et Centralblatt, p. 720. 5 octobre, nº 45, 1873.

(2) E. Gurlt. *Handbuch der Lehre von den Knochenbrüchen*; 1er theil., p. 147. Die Knochenbrochigkeit.

Paris. A. Parent, imprimeur de la Faculté de Médecine, rue Mr-le-Prince, 31.

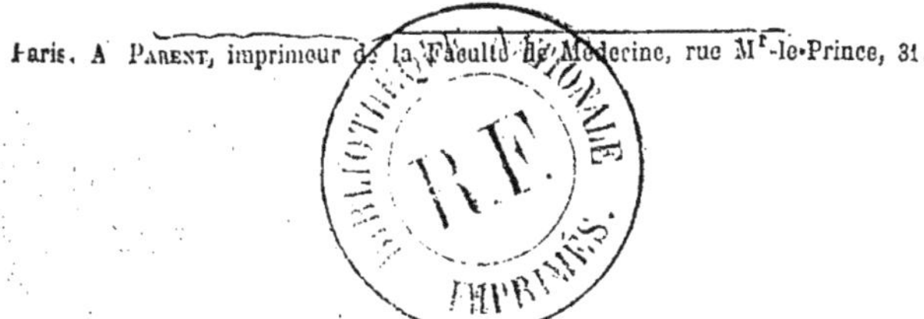

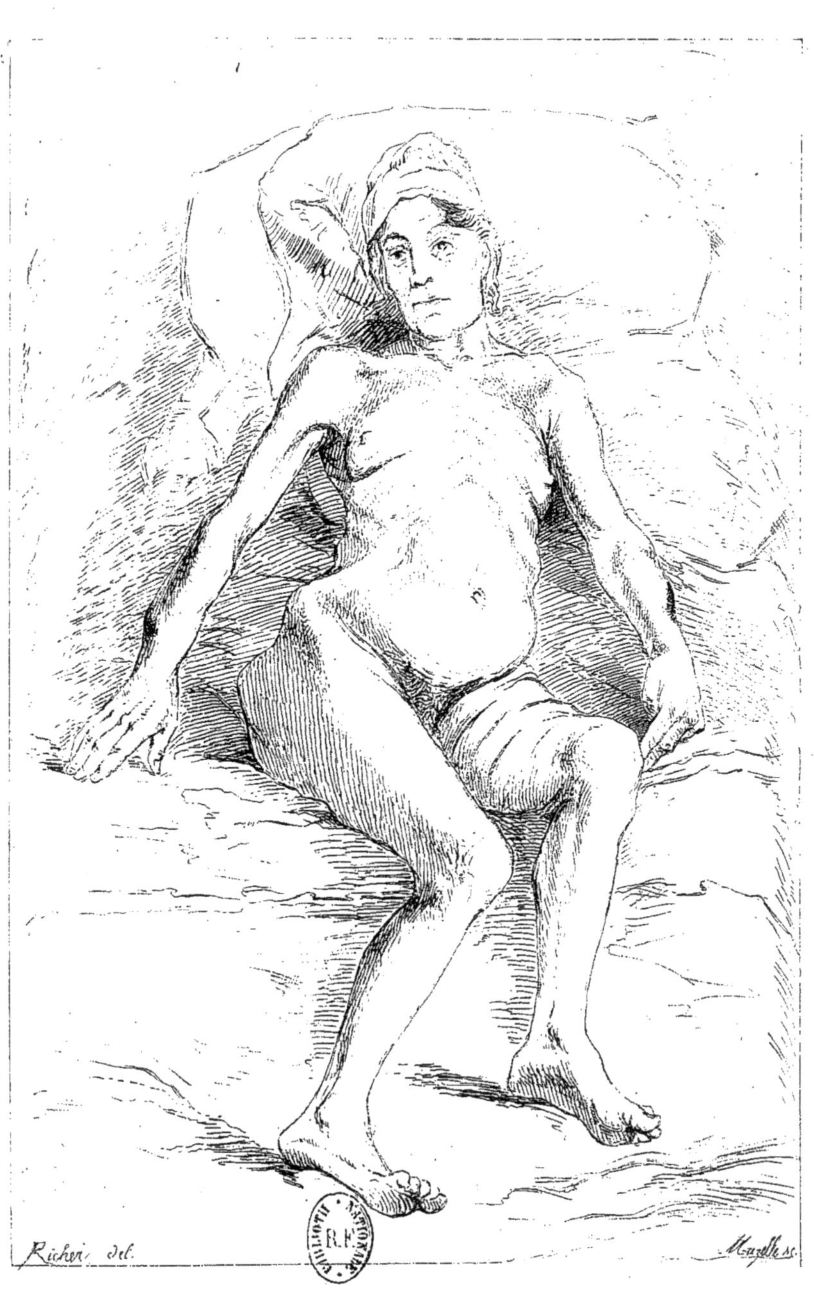
Richer del.
Mazelle sc.

NOUVELLES PUBLICATIONS, CHEZ LE MÊME ÉDITEUR.

Leçons sur la syphilis étudiée plus particulièrement chez la femme, par le Dr ALFRED FOURNIER, médecin de l'hôpital de Lourcine, professeur agrégé à la Faculté de médecine de Paris, 1 fort volume in-8, avec tracés sphygmographiques; le vol. cartonné. 16 fr.

Leçons sur les maladies du système nerveux, faites à la Salpêtrière par le Dr CHARCOT, professeur à la Faculté de médecine de Paris, recueillies et publiées par le Dr BOURNEVILLE. 1 vol. in-8, avec 25 figures dans le texte et 8 planches en chromolithographie ; le vol. cart. 10 fr.

Traité pratique des maladies du cœur, par FRIEDREICH. Ouvrage traduit de l'allemand par les Drs LORBER et DOYON. 1 v. in-8 cart. 10 fr.

Thérapeutique des maladies de l'appareil urinaire, par les Drs MALLEZ et DELPECH. 1 vol. in-8 cartonné. 8 fr. 50

Traitement préservatif et curatif des sédiments, de la gravelle, de la pierre urinaires et de maladies diverses dépendant de la diathèse urique, par le Dr A. MERCIER. 1 vol. in-12 avec fig. intercalées dans le texte. Cartonné. 8 fr.

La pleurésie purulente et son traitement, par le Dr MOUTARD-MARTIN, médecin de l'hôpital Beaujon. 1 vol. in-8. 4 fr.

De l'embaumement chez les anciens et chez les modernes, et des conservations pour l'étude de l'anatomie, par le Dr SUCQUET. 1 vol. in-8. 5 fr.

Alimentation du cerveau et des nerfs, par le Dr TAMIN-DESPALLES. 1 vol. in-8 avec 3 planches. 7 fr.

Physiologie du système nerveux cérébro-spinal, d'après l'analyse physiologique des mouvements de la vie, par le docteur E. FOURNIÉ, médecin adjoint à l'Institut des sourds-muets. 1 fort volume in-8, cart. en toile. 12 fr.

Recherches expérimentales sur le fonctionnement du cerveau, par le docteur E. FOURNIÉ, etc. 1 vol. in-8, avec 4 planches coloriées. 4 fr.

Hystérotomie de l'ablation partielle ou totale de l'utérus par la gastrotomie. Etude sur les tumeurs qui peuvent nécessiter cette opération, par J. PÉAN, chirurgien des hôpitaux de Paris, et L. URDY, interne des hôpitaux de Paris. 1 vol. in-8 avec 25 figures dans le texte et 4 planches. 6 fr.

Leçons sur le strabisme, les paralysies oculaires, le nystagmus, le blépharospasme, professées par F. PANAS, chirurgien de l'hôpital Lariboisière, professeur agrégé à la Faculté de médecine de Paris, chargé du cours complémentaire d'ophthalmologie, etc., rédigées et publiées par G. LOREY, interne des hôpitaux ; revues par le professeur. 1 vol. in-8, avec 10 figures dans le texte. 5 fr.

Traité de médecine légale et de jurisprudence médicale, par le Dr LEGRAND DU SAULLE, médecin de l'hôpital de Bicêtre (service des aliénés), médecin expert près les tribunaux, etc. 1 fort volume in-8. Prix pour les souscripteurs. 16 fr.

Traité pratique des maladies des reins, par S. ROSENSTEIN, professeur de clinique médicale à Grœningue, traduit de l'allemand par les Drs BOTTENTUIT et LABADIE-LAGRAVE. 1 vol. in-8. 10 fr.
Cartonné. 11 fr.

Paris. A. PARENT, imprimeur de la Faculté de Médecine, rue Mr-le-Prince. 31.

www.ingramcontent.com/pod-product-compliance
Ingram Content Group UK Ltd.
Pitfield, Milton Keynes, MK11 3LW, UK
UKHW020434230726
13925UKWH00004B/1721